U0258721

THE BEAUTY OF

PREGNANT

WOMEN

II

产后你可以更美

小P老师教你
12周变辣妈

小P/老师

著

中信出版集团·CHINACITICPRESS·北京

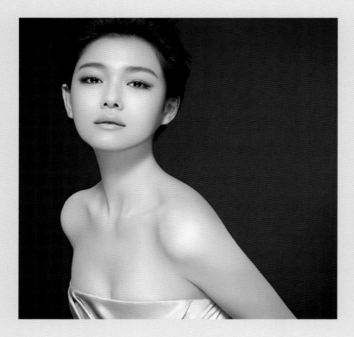

辣妈
大 S

每位妈妈的怀孕、恢复过程都不同，一定要好好
享受哦，这将是你一辈子难忘的回忆。

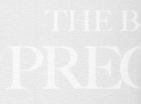

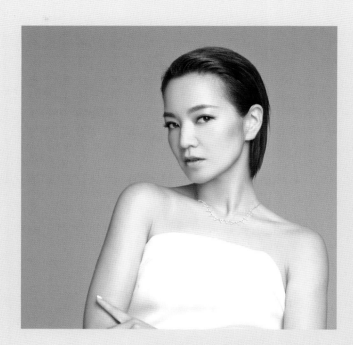

辣妈
阿雅

怀孕绝对是变美的最好时机！这是本实用的工具
书，怎么让自己做妈妈后比怀孕前更美，让小 P
老师告诉我们吧！

推荐序

经历了 10 个月的孕期和"痛并快乐着"的生产之后，新妈妈们进入了"为人母"的人生新阶段。但在生产结束之后，新妈妈们还需要经历一段调整的过程，也就是我们俗称的"坐月子"。

在产后很长一段时间里，新妈妈需要调整多个系统，修复怀孕生产带来的变化。最主要的有生殖系统、骨骼肌肉系统、心血管及血液系统、内分泌系统、消化系统、泌尿系统和精神心理 7 个部分。

完成孕育小生命的使命后，前三个月的恢复时间是最为重要的。这时候，妈妈们的皮肤、身材、体质都在慢慢发生变化，很多着急的妈妈对着镜子也只能无奈叹气。同时在月子期内，产妇的生殖系统、内分泌系统和心理也都处于极其敏感及虚弱的状态。子宫内膜的创伤面积较大并且很难恢复，乳汁分泌旺盛也极容易引起感染，这些问题使得月子期成为乳腺炎、子宫脱垂等妇科病高发的阶段，如果得不到安全有效的调理，会留下严重的后遗症。但妈妈们不必慌张，在这三个月内，其实可以通过科学合理的调理方法，让自己恢复到甚至比以前还要健康美丽的状态。

从怀孕开始，因体内营养大量流失，肌肤开始变得干燥、暗沉、无弹性，甚至有细纹出现。产后要选择安全的保养产品，也可以继续使用孕期时所用的保养品，千万不能因为急于给肌肤补充营养而随便选择一些不适合产妇用的产品。相信在这个阶段，新妈妈们会比以往更注重自己的肤质变化。另外要注意，月子期尽量不要沾凉水，用温水洗脸还能有效改善肌肤的问题。

怀孕时，孕妇体内会储存大量水分，体重自然而然会上升，身体看起来也会浮肿不少。如果在月子期间再吃一些含盐量较高的食物，会让水分更难排出，从而导

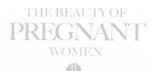

致长期水肿。所以在月子期内应选择较清淡的食物，尤其在分娩结束后的几天。此外，产妇消化功能的恢复，也要仰赖富含营养且易吸收的食物，比如鱼、肉等含大量蛋白质的食物以及蔬菜，营养汤品也是大部分女性产后进食时的不二选择。月子期的营养补充还会直接影响到产妇的健康状况及宝宝的健康成长。适当的运动也有助于身材的恢复，但不要太过剧烈，因为这时候的身体状况还是很虚弱的。

产后妈妈身体的多个系统都需要调理修复，为了维持健康，恢复身材，也是为了保证宝宝有充足的母乳。这个恢复期也并不仅是指产后月子期，根据身体条件的不同，妈妈们需要 3 个月甚至 1 年的时间让身体恢复。《产后你可以更美》经过我院专家的审读，真正健康、科学地指导新妈妈们在产后如何爱护自己，让每个妈妈都能美丽地度过产后修复期。

最后，我祝愿各位初为人母的新妈妈们，可以健康、美丽地陪伴着可爱的宝宝，在成长的道路上快乐前行。

宋小燕大夫
北京和睦家康复医院常务医疗副总监

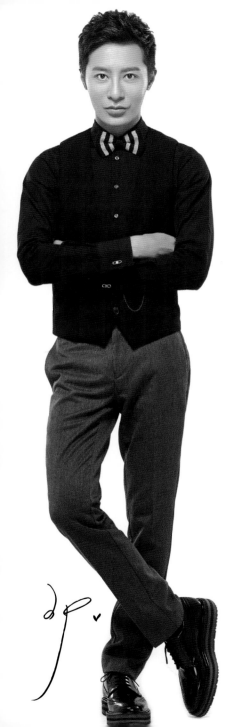

自序

　　非常开心可以在《产后你可以更美》中和大家再次见面。《从怀孕开始变美》出版之后，我没有想到会得到那么多人的关注，尤其是处于孕期的准妈妈们，她们说这本书就是自己一直以来真正期待的读物，既建立在母子身体健康的基础之上，又涵盖了美丽装扮的实用方法。我非常感谢大家的支持和喜爱，让每个女生变美是我工作的意义和目标，希望她们在孕期和生产后也美美的。出这本书的时候恰好赶上了二胎政策的开放，有更多的人加入到准妈妈的队伍中，她们对健康和美丽的需求也变得更强烈了，在大家的期待和支持声中，《产后你可以更美》诞生了。

　　怀孕是女人一生中非常重要的事情，它预示着另一种身份、另一种生活方式以及心态的全新转变，宝宝出生之后的生活就可以视为妈妈人生的新起点。生完宝宝的新妈妈，一方面幸福不已，另一方面，又不得不面对很多"现实问题"——因为身体里流失了大量的营养，激素水平变得失衡，有了一些麻烦的小困扰。我一定要提醒大家，产后三个月是最重要的恢复期，这12周将影响甚至改变你的体质，稍微不注意就可能落下一辈子的病根，所以多宠爱自己、适当的"小心翼翼"是必要的。

　　很多新妈妈在心态上有较大的变化，别担心，虽然初

PREFACE

为人母的你被紧张情绪包围，可能有些不知所措，但这一切都会随着宝宝的健康成长而恢复，不要给自己太大的压力。我身边有许多明星辣妈，在生完宝宝后不仅迅速恢复了火辣身材，气色甚至比以前更好，还添了几分成熟气质。

女人经历了漫长艰辛的过程，完成了生小孩这样伟大的事情，产后不可避免会出现肌肤瑕疵、身材走样、脱发等烦恼。的确，十个月的时间让身体内部发生了翻天覆地的变化，尤其是为了照顾到宝宝的健康，护肤上有很多禁忌，加上过度饮食，肌肤状态变差，身材越来越走样。但实际上，有大量的科学数据证明：牢牢抓住产后三个月的黄金时期，对自己要求严格一点，你的状态甚至可以比怀孕前更好！ 在黄金恢复期里，保持开朗的心态、掌握合理的方法将变得十分关键。

这本书就是针对产后各种问题，从月子期开始，教你如何护理肌肤、头发，如何通过饮食及外在措施帮助身材在短时间内恢复，如何通过装扮小技巧让自己焕发光彩，甚至在心态上也有很多调节的方法，一直陪伴到你产后三个月，让你快速恢复生产前的好肌肤、好身材，比怀孕前更美、更自信。

这本书和《从怀孕开始变美》一样，我不仅请教了经验丰富的专业产科医生，也寻求了众多研究产后恢复的专业机构的帮助，让看这本书的每个新妈妈安全又放心地实现美丽梦想，迅速恢复到最美的状态，投入到全新的幸福生活当中。

女人因为孕育生命而变得更加成熟、有魅力，当小生命哭着来到这个陌生的世界，妈妈们也开启了崭新的生活。请妈妈们抛开紧张和焦虑的情绪，翻开这本书，我会陪伴你在这重要的三个月里蜕变成为健康又美丽的辣妈，和茁壮成长的宝宝一起享受幸福的生活。

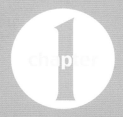

chapter 1 美肤篇

第一阶段 产后 1~4 周 /14

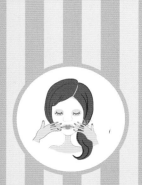

1. 月子期皮肤会发生哪些变化？ / 14

2. 月子期的护肤品选用 / 16

3. 月子期怎么洗脸？ / 18

4. "按" 走坏脸色 / 20

5. 那些不能不知的保湿方法 / 22

6. 坐月子就要邋里邋遢？ / 24

7. 月子期也要认真刷牙哦！ / 26

8. 自制面膜要不要用？ / 28

第二阶段 产后 5~8 周 /30

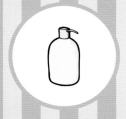

1. 对付粗毛孔，努力恢复细腻肌肤 / 30

2. 去角质，有讲究 / 32

3. 面膜用起来 / 34

4. 化个彩妆，美美出门 / 38

5. 出门防晒要做好 / 42

6. 嘴唇很干怎么办？ / 44

contents 目录

第三阶段 产后 9~12 周 /46

1. 斑点别再来 / 46

2. 向妊娠斑宣战！/ 48

3. 美白，安全第一 / 50

4. 美容院可以去 / 52

chapter 2 美发篇

第一阶段 产后 1~4 周 /56

1. 月子期到底能不能洗头？/ 56

2. 月子期洗头的救急方案 / 58

3. 梳个利落发型，看起来精神百倍 / 60

4. 吹风机要这么用 / 62

5. DIY 保暖帽，漂亮又方便 / 64

第二阶段 产后 5~12 周 /68

1. 产后掉发的烦恼 / 68

2. 做到这些，头发掉得少 / 70

3. 如何让头发吸饱营养？/ 72

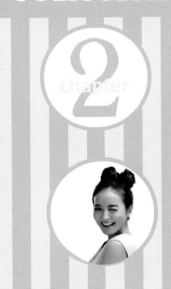

chapter

2

4. 头皮按摩，让头发更"强壮" / 74

5. 如何挑选纯天然护发产品？ / 78

6. 要出门了，发型帮你加分 / 80

7. 想健康染发？试试自制染发剂 / 86

chapter 3 美体篇

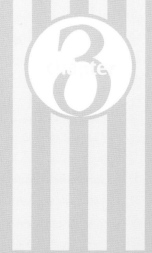

第一阶段 产后 1~4 周 /90

1. 产后的身材烦恼 / 90

2. 按摩腹部，帮助子宫恢复 / 92

3. 一呼一吸，锻炼腹肌 / 94

4. 腹带要用对 / 96

5. 产后洗澡注意事项 / 98

6. 在床上就能做的瘦身操 / 100

7. 这样做，缓解产后便秘 / 104

第二阶段 产后 5~8 周 /106

1. 身体矫正关键期 / 106

2. 腰背部训练 / 108

3. 骨盆的恢复 / 110

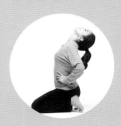

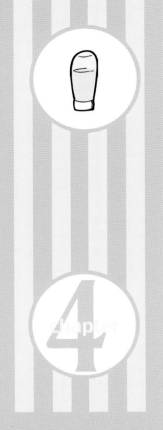

4. 拯救产后大粗腿 / 112

5. 妊娠纹大作战 / 114

6. 饮食中的瘦身秘诀 / 118

7. 保护好肚脐 / 120

8. 局部瘦身操 / 122

第三阶段 产后 9~12 周 /126

1. 可以制订健身计划了 / 126

2. 瘦身瑜伽，瘦出线条 / 128

3. up,up, 胸部操 / 134

4. 带孩子、做家务，自然瘦下去 / 138

5. 扔掉你的减肥药 / 140

6. 穿对衣，瘦一圈 / 142

chapter 4 美食篇

产后饮食调理的七个关键点 /148

最有效的五款美颜汤 /152

附录 辣妈心得

contents

目录

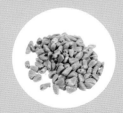

THE BEAUTY OF
PREGNANT
WOMEN

II

1
chapter

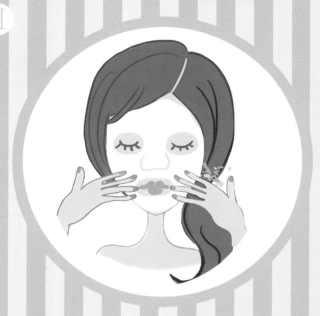

美 肤 篇

　　我们总说："生过宝宝的女人，才是完整的女人。"在孩子出生这个美妙的时刻，新妈妈们既有初为人母的喜悦和紧张，又逃不掉产后开始出现的各类肌肤问题,想当"辣妈"可不是那么轻而易举的。这段时期皮肤的敏感程度并不如你想的那么好对付，如果处理不得当，各种肌肤炎症便会接踵而至，干燥松弛的问题也会越发严重。但不要过度担心，享受母子之情的时候只要稍加注意，困扰会马上离你远远的。

　　月子期最容易出现的肌肤问题是让每个新妈妈头痛又不可避免的，从安全的肌肤清洁到适度的营养补充，稍微不注意就可能积下隐患。好不容易走出了月子期，很多新妈妈开始放松警惕，等不及赶紧出门享受阳光，防晒事项却忘得一干二净，斑斑点点更加严重。

　　面对敏感的脸部和身体肌肤随时会出现各种问题的情况，新妈妈肯定担心坏了吧。别急，跟我一起学学如何小心对待你脆弱的肌肤，健康的妈妈才是最美的妈妈哦！

怀孕这件事，让人既兴奋又温暖。怀孕时，你一定常常幻想自己的宝宝长什么样子，长得像爸爸还是像妈妈。甚至想到了如果是女宝宝，就要一起打扮得美美地出门，惹人艳羡；如果是男宝宝，就要让他穿得帅帅的，一出门就能听到路人说："好漂亮的妈妈，好帅气的宝宝。"

可现在照照镜子，天啊，皮肤怎么变成这样：毛孔张着大嘴，一副要渴死的样子；脸上还时不时冒痘痘；好像还长斑了呢。你沮丧极了，恨不得立刻做一次面部护理。

我想告诉你，不要发脾气，怀孕的确会让皮肤状况发生一些变化，但这都是正常的，不要慌张和焦虑。现在我们来看看皮肤在孕期、产后会有哪些具体的变化。

我相信，最让准妈妈、新妈妈们担心的是肤色变深。由于肾上腺皮质激素在孕期增加的缘故，孕妇和产妇的表皮会有色素沉积，集中出现在颈部、腋下、乳晕、腹中线、腹股沟、外阴部。当然，色素还会出现在最令人头疼的面部，形成妊娠斑。不过不要紧张，在产后半年内，随着激素水平恢复正常，色素通常会慢慢褪去。但依然有一部分产妇皮肤里的色素比较顽固，特别是妊娠斑，这个时候如果你很介意，可以考虑治疗。

值得庆幸的是，并不是所有孕妇都会遇到这些问题，即便遇到，它们同时出现的概率也不是很高。所以，先不要被吓到，毕竟心情越轻松，孕期、月子期越容易度过。

在色素沉着之外，皮肤变得敏感也很让人抓狂。晒一下、吃点辣、甚至莫名的，皮肤就会又红又痒，有时还会起红疹。很多新妈妈问我："皮肤这么敏感，护肤品该如何选择？"我会推荐一些性能温和、植物元素为主的护肤品，里面最好不含酒精、维A酸（Tretinoin）、水杨酸（Salicylic Acid, 简称 BHA）。可事实上，不管你多小心，怀孕可能会引发的敏感问题还是会不期而至，毕竟我们无法面面俱到，并且每个人的体质不一样。这听起来让人有点沮丧，但不必为此焦虑，在产后3~5个月，肌肤的敏感问题便会自愈。

除此之外，皮肤多汗、松弛也是孕产期最常见的皮肤变化。多汗是由于肾上腺机能和甲状腺功能亢进，新陈代谢变快，皮肤血液循环加速，汗液会随之增多。皮肤受不了如此潮湿的环境，便会起痱子、湿疹，还可能会发白、起皱，也就是我们常说的"浸渍"。而松弛常表现为妊娠纹。

这么多皮肤问题，如果只出现一两个，那真是万幸，忍不住要恭喜你；如果全都出现了，也不要着急，我会在之后的内容里提到应对和解决的方法，尽量让你在月子期和哺乳期过得美一点、舒适一点。

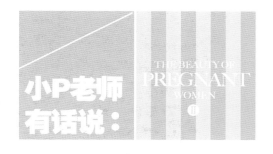

小P老师有话说：

THE BEAUTY OF PREGNANT WOMEN

怀孕是不是一定会让皮肤变干？

这个问题因人而异。尽管保湿是必须要做的功课，但也不意味着所有孕妇、产妇的皮肤都是干干的。相反，有不少孕妇会因为黄体酮、睾酮的增多而变成"大油皮"，疯狂长痘。特别是不注意体重，借由怀孕狂吃狂喝的孕妇，皮肤变油的可能性会更大。而要防止"油田"出现，就要控制饮食，还要多喝水以及适度运动。

月子期的护肤品选用

好多人问我："小P老师，坐月子是不是不能用护肤品了？里面好多化学成分，会伤害宝宝。"

No！坐月子当然能护肤。

孕妇也好，月子期、哺乳期的新妈妈也好，都不是病人，更不是不讲卫生的邋遢病人，没必要这也不能碰，那也不能碰，把自己整得跟难民一样，整天蓬头垢面，看上去无精打采，从内到外老了好几岁。

孕育生命是世上最美的事情。为什么要让这么美的事情终结在粗糙、暗淡的皮肤上，以及每天面对镜子的唉声叹气上呢！

那么，月子期该如何护肤呢？

我常常跟身边的孕妇朋友讲，怀孕、生产，的确会让女性的激素水平不可避免地发生变化，但这并不意味着就要跟正常生活说再见。恰恰相反，月子期不仅能正常护肤，还要更专注于保湿。你平常如何保湿，产后也可以照常进行。不必过分担心化妆品中的化学成分会对正在接受哺乳的可爱宝宝造成影响，因为一切涂在皮肤上的保养品，都不会影响你表皮下的身体，更别说相比全身肌肤面积要小得多的脸部肌肤了。

当然，如果你还是觉得不放心，一定要确保万无一失，那我在这里给你一些建议，告诉你哪些护肤品不要用：

护肤品上写明了"孕妇、婴幼儿慎用"的不要用。

精油类产品要慎用。

精油对使用者的体质非常挑剔，虽然有一些草本植物本身可以入药，但不是所有人都能使用。不过有些精油是专为孕妇和产妇设计的，这就要求你在买精油的时候多注意一下，上面是否标注了"孕妇可用"这样的字样。

在产品成分里含有维 A 酸的慎用为妙。

维 A 酸是很常见的祛皱成分，因为它能促进细胞分化，保护皮肤中的胶原。但是它的副作用很大，理论上来讲，孕妇服用、涂抹大量维 A 酸会导致胎儿畸形。虽然听起来很吓人，可事实上，护肤品中的维 A 酸含量很低，不会致畸。至今为止，还没有发现孕妇因涂抹含有维 A 酸的护肤品而导致胎儿畸形的，服用倒是有先例。不过为了你的万无一失，不管是孕期还是产后，都别轻易尝试啦。

产品中含有水杨酸的不要使用。

水杨酸和维 A 酸一样，起初都只应用在药物领域，后来才用在护肤品中。水杨酸进入血液有镇痛消炎、防止并消除血栓的功效，它是阿司匹林的主要成分。而用在美容领域，它具有治疗痤疮、溶解角质层的神奇功效。很多名为醒肤、唤肤的护肤品中，都含有大量的水杨酸。然而水杨酸大量进入体内，会导致胎儿肺动脉高血压。尽管市面上的护肤品含有的水杨酸的量难以对胎儿造成影响，但如果你很担心，还是尽量不要使用。

除了这些需要注意的问题之外，孕妇、产妇都可以按照平常的习惯护肤，即便刚刚生产完，只要你能下地洗脸，就可以开始护肤。

"妈妈不让我洗脸,说月子期洗脸会中风。"我听到过许多类似的理论。我真的想大声疾呼:快扔掉这个错误的观念吧,月子期不洗脸,难道你真的想变成"黄脸婆"吗?想种出"大油田"吗?想长出小小的细纹吗?如果不想,那就一定要洗脸!

我之前说过,产后日常的保养可以如常进行,也包括了洗脸。

月子期的新妈妈大多会面临多汗的问题,如果大量汗液停留在皮肤上太久,会滋生细菌,造成毛孔发炎、堵塞,从而出现痤疮、毛孔粗大、皮肤变粗糙等问题。即便有些剖腹产产妇产后不方便下地洗脸,也要用温热的湿毛巾轻轻擦脸,保持脸部的干爽清洁。

你可能迫切想知道洁面乳可不可以用,是不是用手工皂比较安全。

洁面乳和手工皂最大的区别是:前者的主要成分是表面活性剂,后者使用的原料是皂基。我们先来认识皂基好了,因为它历史比较悠久,是较为原始的清洁成分。

皂基,简单来说,就是制作肥皂的基础原料,由油脂、碱和水混合反应而成,更精确地说,是脂肪酸和氢氧化钠发生反应,最后生成脂肪酸钠和甘油。而脂肪酸钠是主要的清洁成分。一块香皂好不好,就要看脂肪酸钠的含量和质量。

再来了解表面活性剂。这是无数人经历了无数次实验后发现的一种分子,它由两种粒子反应而成。这两种粒子有非常优秀的性能,一种有很强的亲油性,一种则有很强的亲水性,当它们经过恰当、合理的排列组合之后,能达到水油平衡,从而表现出惊人的污垢吸附能力,达到去污的目的。

原始的皂基去污能力虽然出色,但伤害性也很大,因为它含的碱可以对皮肤造成不同程度的刺激,比如让角质层变薄,让皮肤更敏感。当然,在工业制皂中,会严格控制碱的含量,以期将伤害降到最低。但长期使用,依然会对皮肤造成刺激，程度因人而异。聪明的人类一早发现了这个问题，这才用相对温和的表面活性剂来替代皂基。

所以，洁面乳已经算是比较温和的清洁产品。不过，由于月子期很多妈妈的皮肤变得敏感，一些针对性强的洁面产品，比如具有祛皱、美白等功效的产品要慎用，用一些保湿类的产品就好。

现在我们来了解最后一个关键性的问题，市面上的手工皂是不是比品牌大批量工业生产的香皂要更天然、温和呢？

我不得不提醒你，手工皂在进行皂化反应的时候，温度达不到理想的化学反应的高度，这直接导致了碱的反应不够彻底。也就是说，手工皂成品中的碱含量可能比工业皂高出许多倍，并不见得十分安全，可能会导致皮肤变得粗糙、干燥。

最后，有句话我想跟所有新妈妈说：如果你的妈妈坚持不让你洗脸，请不要跟她生气，因为她做的一切都是为了更好地爱你和保护你。这份心情，你做了妈妈之后就一定体会得到。

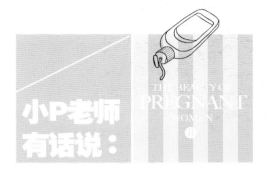

小P老师有话说：

洁面乳是不是泡沫越多洗得越干净？

这是对洁面产品认识上的误区。的确，泡沫可以深入毛孔带走脏东西，可也一并带走了皮脂和角质层中天然的保湿成分，所以洗后会有紧绷的感觉。长期使用泡沫洁面产品，会让皮肤变干、变敏感。这不仅是产妇要注意的问题，也是所有爱美女性要注意的。

4 "按"走坏脸色

按摩的作用难以言尽，除了我们熟知的能够让肌肤消除疲劳感、帮助皮肤吸收营养成分之外，按摩还可以促进局部血液循环，尽可能多地增加血液含氧量，帮助肌肤完成物质代谢和能量代谢，同时带走废弃物和二氧化碳，促进细胞生长，让皮肤紧实且干净。这也是为什么按摩可以让脸部轮廓更清晰明朗的原因。

在这里，我要推荐的面部按摩方法主要是穴位按摩。穴位按摩分为按、揉、拍、摩等多种手法。通过穴位的按摩，可以起到疏通经络、调和气血的功效，它比单纯的肌肉按摩更容易满足我们对好气色的需求。具体步骤如下：

（1）用双手中指和无名指点按印堂穴（位于两眉中间），点按10秒；然后以画小圈的手法沿着上额按摩至阳白穴（沿瞳孔直上，至眉上1寸处），点按10秒后滑向头维穴（额角与发际线相交的位置），依旧是10秒钟的点按。完成点按后，开始以手掌摩挲额头，顺

序为从下至上，1分钟后改为轻轻拍打，依旧是从下至上。这个按摩方法可以淡化额头纹路。

（2）额头按摩结束，紧接着是眼部。眼部按摩可以完全按照眼保健操的方法，我就不赘述了。按完之后，轻轻弹眼袋部位，大概3分钟。这个方法可以消除眼部肌肉的疲劳，减少鱼尾纹，消除眼袋。

（3）脸颊和鼻部的按摩主要集中在迎香穴（鼻头两侧）和睛明穴（眼内眦角稍上方的凹陷处）。从迎香穴轻轻揉至睛明穴，并在每个穴位上点按10秒。这样从下到上，从上到下来回按摩1分钟，可以有效增加鼻子附近肌肉的弹性，让鼻子更挺一些。

（4）用中指、无名指点按人中、地仓穴（嘴角两侧）、承浆穴（紧挨着下唇的中央部分）各10秒钟。然后用无名指轻轻点按嘴部周围的皮肤。这个方法可以淡化法令纹，向上提拉嘴部周围的肌肉。

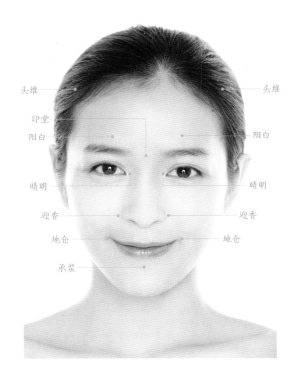

头维　　　　　　　　头维
印堂
阳白　　　　　　　　阳白
晴明　　　　　　　　晴明
迎香　　　　　　　　迎香
地仓　　　　　　　　地仓
承浆

这样算一算，每天只需要几分钟的时间就能换来好气色。不过必须要坚持！不要做几天就找各种借口偷懒，然后又抱怨按摩根本不管用。起码坚持一个月，才能看到变化。

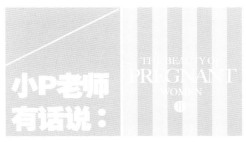

小P老师有话说：

THE BEAUTY OF PREGNANT WOMEN

不是所有肌肤都能按摩哦！

一般来说，有严重、大面积破损的皮肤是不能进行按摩的，比如面部有脓状疱疹，或是严重暗疮、痤疮。在这样的条件下对其按摩，只会加速细菌的扩散。除此之外，过敏肌肤、毛细血管破裂的肌肤、晒伤的肌肤、角质层受损的肌肤都不能进行按摩，要等肌肤康复之后才可以。

5 那些不能不知的保湿方法

你大概已经知道，不管是孕期还是产后，保湿补水的工作都不能停，而且大部分保湿产品可以安心使用。当然，如果能买到孕产妇专用的保湿产品最为理想。

孕产期皮肤日常的保湿可以照常进行，唯独敏感肌要小心对付。

哺乳期的敏感肌是激素水平失衡造成的，不过也不排除有其他过敏源，这需要新妈妈自己体会——如果之前孕期和产期皮肤一直都没有出现敏感，而在某一天突然变得敏感，那就需要好好回忆一下是否接触过什么过敏源，比如用了含有酒精的护肤品。

橄榄油	含有燕麦成分的保湿产品	苹果泥
洁面之后，倒5~6滴橄榄油于掌心，搓热后均匀涂抹在面部，并加以按摩，帮助橄榄油的吸收。之后用热毛巾敷脸，扩张毛孔，让橄榄油深入皮肤，帮助皮肤补充水分，延缓衰老。	在我们的观念中，燕麦是用来吃的。其实，在20世纪90年代，就有研究人员发现了燕麦的保湿功效。燕麦中的燕麦肽、燕麦蛋白、燕麦β-葡聚糖、燕麦油等营养成分，不仅有优秀的保湿功能，还有出色的抗敏感能力。除此之外，它们在抗氧化、延缓衰老、美白祛斑、增加肌肤弹性等方面都有不俗的表现，作为纯天然的植物成分，它的安全性值得信赖，常被医生推荐为"孕妇、产妇的保养圣品"。	苹果含有的维生素C有抑制黑色素的功效；内部丰富的水分和保湿因子可以有效保证皮肤的水嫩清爽；果酸则能让毛孔更通畅；粗纤维能让肠道更健康，缓解便秘。不管是食用还是外敷，都有美容的作用。将三分之一或四分之一的苹果切成片或捣成泥，敷在脸上15分钟，然后用冷水清洗干净，不仅能去角质，还能保湿。

一般情况下的过敏，可以使用含有胆固醇、脂肪酸、神经酰胺的保湿产品，这几样成分可以修复脂质屏障，让因过敏受损的肌肤得到康复。

尽管这几种成分比较安全，但有些妈妈看到化学名就本能排斥，如果不放心，那就用一些纯天然的保湿方法吧。

小P老师有话说：

THE BEAUTY OF PREGNANT WOMEN

保持环境的湿润

冬天的暖气房、夏天的空调房，都是"皮肤杀手"，它们会无情地耗干我们皮肤中的水分，所以保持环境湿润就变得至关重要。在你经常活动的空间放一台加湿器，最好放在距离脸部较近的位置，可以让肌肤"喝饱水"。

生活中哪些食物有保湿功效？

大部分水果都有保湿的功效，比如水蜜桃、橙子，橙子皮也可以。可以把它们切片或捣成泥在干燥的部位反复摩擦，几分钟后洗干净即可。除此之外，大部分坚果及绿茶也有很好的保湿作用。只要关注产品成分表就不难发现，现在很多产品都有坚果、绿茶提取物，可以放心使用。

6

传统的"坐月子"，新妈妈的形象应该是：额头缠块布，头发油油地贴在头皮上，一出汗会有味道，脸上油光发亮，身上套着没有特点的宽大服装，不管有没有客人来访，始终呈现同一个状态——疲惫。

肯定有人忍不住抱怨："为什么坐月子就一定要邋里邋遢，难道不能美美的吗？哪怕只在见客的时候化个淡妆也不行吗？"传统的老一辈们一定会扼杀这种抱怨，并严格禁止产妇碰化妆品，最好能把所有化妆品没收，扔得远远的。新妈妈虽然心有不甘，但对于古老的"月子禁忌"也是宁可信其有不可信其无，宁愿邋遢一点，也不会去触碰哪怕只有千万分之一的危险。

关于产后能不能化妆这个问题，我跟和睦家医院的专家探讨了很久。专家给出的意见是："化妆完全可以，但含有矿物油的彩妆产品最好不要使用。在上妆之前，可以将底霜打厚一点，起到

隔离的作用。这里的底霜是指普通的护肤面霜。唇膏或口红不建议使用，但偶尔用一下也是可以的，吃饭喝水时应该擦掉。"

为什么含有矿物油的彩妆产品不要使用呢？

矿物油的确具有滋润肌肤的作用，但长期使用会在皮肤上形成一种不透气的薄膜，阻止肌肤的正常排毒，从而导致一系列的肌肤问题，比如瘙痒、痤疮、皮疹。而长期吸入或不小心摄入矿物油，则会影响肺功能。所以孕妇、产妇最好远离含有矿物油成分的彩妆产品。

说了半天，你可能还不清楚，在护肤品的产品成分说明里，哪些属于矿物油呢？我们最常见到的矿物油是凡士林（Petrolatum）。先不要害怕，现在生产的凡士林都是经过精炼的，适当、适量使用是可以的，但不建议长期使用。孕妇禁用的产品，产妇最好先暂停使用。常见的有石油蜡（Paraffin wax）、

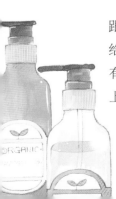

微晶蜡（Microcrystalline wax）、地蜡（Ozokerite）、白蜡（Ceresin）。记住这些成分，挑选彩妆产品的时候尽量避开。

那么，唇膏和口红为什么要慎用呢？唇膏和口红这样的用在嘴唇上的东西，入口的概率非常大。它们含有的羊毛脂会吸附空气中的铅和大肠杆菌，尽管量非常微小，但对于体质敏感的产妇来说，还是谨慎为好。除此之外，口红中的部分色素会被口唇黏膜吸收，日积月累，也是一种对健康潜在的威胁。

除了这些，我还有些忠告。市面上彩妆产品质量良莠不齐，最好选用正规品牌，不要贪便宜买了些"三无"的地摊货，里面是否含重金属你都不知道。要么不化妆，要么选用正规品牌，不要把自己当成小白鼠。

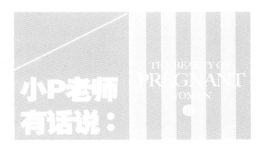

小P老师有话说：

粉底是不是含铅？

《中华人民共和国化妆品卫生规范》规定，禁止使用汞、砷、铅、镉以及这些物质的化合物作为化妆品组成成分。但像铅这样的物质太常见了，空气中就有，所以很难保证在化妆品的制作过程中不会沾染到。所以，国内外很多权威机构对化妆品中的铅含量规定了上限，中国的规定是不得超过40mg/kg。所以，只要购买正规产品，不必担心铅超标的问题。

7 月子期也要认真刷牙哦！

"月子期不能刷牙，牙齿会松动，以后掉牙早。"长辈一再强调。新妈妈拗不过婆婆妈妈的强势阻止，只能以漱口代替。我一定要说，这不科学。

新妈妈分娩之后抵抗力本来就差，很容易被细菌侵扰。再加上月子期各种进补，甜的、咸的、油腻的，汤汤水水、蔬菜水果一大堆，食物残渣很容易留在牙齿里发酵，从而产生大量的酸性物质，损害牙釉质的磷和钙，让细菌轻而易举攻入牙齿，造成牙龈炎、牙周炎、龋齿等疾病。所以，月子期保证牙齿清洁是非常重要的事情。

不过呢，新妈妈口腔敏感是真的，对冷的感觉非常敏锐。因此，刷牙要注意方式方法。以下是一些注意事项：

（1）刷牙要用温水，牙刷刷毛要柔软。最好在刷牙之前先将牙刷放在温水中泡一会儿，让它变柔软。

（2）只要吃了东西就漱口，保持口腔清洁。

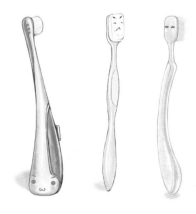

电动牙刷 硬毛牙刷 软毛牙刷

（3）产后前三天，可以用手指刷牙。将食指洗净，用干净的纱布包紧，蘸牙膏，就像平常刷牙一样。最后用食指轻轻按摩牙龈。

如果可以的话，在产前去做一次口腔保养，产后两个月再去检查一次口腔，只有保证牙齿的健康，才能保证营养的摄入。如果想做牙齿美白，最好等到哺乳期结束之后。

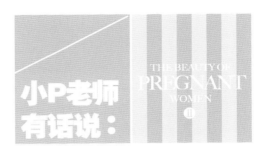

小P老师有话说：

为什么月子期刷牙会出血？

孕期雌激素的分泌非常旺盛，导致毛细血管扩张，会让原本就有炎症的牙龈变得更糟，一刷牙就出血。所以，月子期刷牙出血不是刷牙的原因，十有八九是你的牙龈之前就已经出现问题，再加上雌激素的作用，问题就更明显或更严重了。

医生建议

Q **月子期刷牙需要注意什么？**

A 北京和睦家医院资深护理专家徐玉梅老师：

孕期由于激素水平的变化，很多人的牙龈会肿胀，所以刷牙的时候就容易出血。如果有牙周炎，出血情况就会更严重，所以还是建议大家选用软毛牙刷来刷牙。

自制面膜要不要用？

很想做面膜，可是月子期的肌肤十分敏感，可能对乙醇过敏，可能对香精过敏，可能对某些防腐剂过敏，甚至可能对面膜纸过敏。原本很"皮实"的肌肤，现在变得非常脆弱和挑剔。怎么办？自制面膜行不行呢？

行，但必须牢记一点：自制面膜要现做现用，不能久放。万一做多了，要么给别人用，要么扔掉，千万不要留到下一次再用。这是因为自制面膜很容易成为细菌的温床。

细菌生长需要营养、温度和时间。营养越丰富、温度越高，细菌越是喜欢。我们自制的面膜通常会用鸡蛋、蜂蜜、水果、蔬菜等原料，这些都是高营养物质。如果是在夏天，那么高温就会让细菌疯狂繁殖，繁殖的时间大约是几个小时。这就意味着，当自制的面膜在脸上停留太久或搁置几个小时之后，细菌达到的繁殖量就会对皮肤产生威胁。

所以，配量要掌握好，尽量一次用完，避免浪费。其次，在脸上停留的时间应控制在 20 分钟以内，防止细菌繁殖。

现在我向大家推荐两款自制面膜，适合敏感性肌肤：

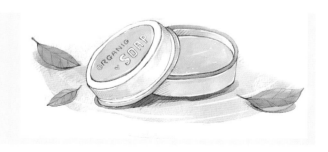

红糖面膜

在锅里倒入 200 毫升矿泉水，然后加入 3 汤匙红糖，大火熬煮，直到成为胶状。等糖胶冷却后，厚厚地涂在脸上，20 分钟后清洗。一周两次。可以补水、祛斑。红糖中的糖蜜有很好的解毒功效，可以阻止黑色素的生成以及导出黑色素。

将 2 汤匙橄榄油加热到 37 摄氏度左右，加入适量蜂蜜，搅拌均匀

温度降下来后，将面膜纸放入浸泡，然后用来敷脸，15 分钟即可。这款面膜可以补水、除皱，很适合月子期的妈妈们使用。

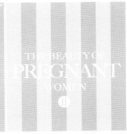

小P老师有话说：

THE BEAUTY OF PREGNANT WOMEN

敏感肌肤该选择什么敷脸?

如果是敏感性肌肤，那么最好选择比较温和的原料，比如蜂蜜、橄榄油、香蕉等，要避开柠檬、红酒等具有刺激性的原料。

对付粗毛孔，努力恢复细腻肌肤

过了月子期，皮肤粗糙会成为诸多皮肤问题中最受关切的一个，因为它实在太明显了——毛孔粗大，肌肤失去了过去的细腻。

"我不要当'毛孔星人'"，你在心里呐喊了一遍又一遍，可不知道如何着手，脑袋里有一堆的问号，最大的问题就是：收敛毛孔的护肤品会不会影响哺乳？

在解决毛孔问题之前，我先来帮你解开这个最关键的疑惑。

皮肤是人体最大的一道屏障，由表皮和真皮组成。表皮又分为五个部分：角质层、透明层、颗粒层、棘细胞层、基底层。这五层下面，才是真皮。皮肤表层的化学分子要进入血液，就必须先经过表皮的层层阻隔和选拔。大部分分子会在角质层"牺牲"，剩下为数不多的小分子继续闯关，然后逐渐牺牲在其他各层……

哺乳期妇女的激素水平依旧跟从前不同，所以皮肤的变化是不可阻挡的

在这个时候，可能一些在收敛毛孔上下的功夫并不能很快见效。不要着急，现在做的并不浪费。等哺乳期结束之后，坚持做保养的肌肤和放弃做保养的肌肤会慢慢呈现出差别，并直接影响以后的肌肤状态。

饮食

哺乳期的妈妈们为了确保乳汁的数量和质量，总是吃很多东西，而营养的过度摄入会加重毛孔的负担。要知道，毛孔最大的两个工作，一个是吸收，一个是排泄。毛孔第一个要排泄的就是肝脏毒素，营养摄入量增加无疑会加重肝脏的工作量，当大量的废弃物排泄不出去时，就会造成毛孔粗大。所以在饮食方面，妈妈们要多多注意，尽量避免油炸、甜腻的食物，也不要一次性吃太多东西。

经过重重考验，最后能顺利到达真皮层的已经寥寥无几，再通过真皮进入血液的微乎其微，几乎不构成影响。所以，正规的收敛毛孔的护肤品是可以使用的。当然，依旧是要尽量避开水杨酸、维A酸、矿物油等。

从前怎么对付毛孔，现在也可以如常进行——洗脸、去角质、保湿、收敛。但有几点需要格外注意：

睡眠

半夜孩子一哭，妈妈们就要起来喂奶，妈妈们本该完整的睡眠被孩子撕得粉碎。睡眠一旦丢失，激素就会失调，皮肤也随之变差。因此，如果想要皮肤状态好，就要注意调整睡眠时间，一有空就补个觉。

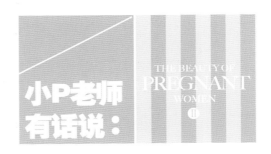

小P老师有话说：

精神压力大会不会让皮肤变差？

答案是肯定的，会。当我们的身体感到巨大压力的时候，会自动释放皮质醇来抵抗压力。皮质醇的增加，会让皮肤分泌更多油脂，让皮肤更加敏感。于是，压力之下的肌肤常常是粗糙、晦暗、长满痘痘的，甚至会有一些神经性皮炎出现。所以，要皮肤漂亮，先得让心情漂亮。

2

去角质，有讲究

去角质又是一个新妈妈纠结的问题。孕前有去角质习惯的妈妈，只要一两次没有按期去角质，就会觉得角质层变厚了，皮肤变粗糙了。就像习惯健身的人，一个星期不去健身，就觉得自己长胖了。

很多新妈妈站在护肤品专柜前做思想斗争，眼睛直勾勾盯着去角质产品，不知道该不该入手。走也挣扎，留也挣扎。

物理去角质 **1**

这包括磨砂膏、磨砂粉、磨砂手套、洁面刷等。它们的原理都一样，即通过颗粒的摩擦剥落角质层。这种去角质方法相对安全，但一点都不温和，就像用砂纸打磨木头一样，势必会在肌肤上留下痕迹。如果你实在觉得这种打磨方式既痛快又有效，那么就先用熏脸仪进行热喷或冷喷，将皮肤充分润湿，使角质层充分软化后再进行打磨吧，而且力度要柔和。最后，一定要选择较为细腻、圆润、富有弹性的磨砂颗粒，减少对皮肤的损伤。

化学去角质 **2**

这就要请出大名鼎鼎、屡次提到的果酸（AHA）和水杨酸（BHA）了。果酸具有水溶性，可以出色完成表面去角质的工作，但是它不能渗入毛孔，无法深层次地去角质，而且刺激性较大。水杨酸具有脂溶性，可以渗入毛孔，带走里面废弃的角质。女性在哺乳期皮肤较为敏感，化学型去角质要谨慎对待。

好啦，不要挣扎啦！哺乳期也可以去角质，只不过从前习惯使用的果酸类、水杨酸类去角质产品暂时不能用了。

通常而言，去角质的方法有 3 种：

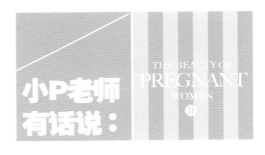

什么情况下不能去角质？

有脱皮、晒伤、脓包、破损、湿疹等问题的肌肤不能去角质。简而言之一句话，生病的皮肤不能去角质，防止感染和传染。如果你长了几颗痘痘，可以避开痘痘去角质。

还要提醒你，去角质最好一周一次，太频繁会让角质层变薄，降低抵御外界伤害的能力。

生物去角质　3

相对于前两种方法来说，生物去角质是效果最弱，却是最温和、最适宜孕产妇使用的。该类型去角质的主要成分是酶，表现在产品成分说明中可能是阿尔法－角蛋白酶、木瓜蛋白酶、酵母萃取物等，多见于洁面产品和凝胶中。我们皮肤表层的角质是由阿尔法角蛋白构成的，含有相应蛋白酶的产品，可以溶解这些角质。尽管酶很温和，但依旧要在使用之前做敏感测试，因为不管是不是孕产妇，个人体质对酶的反应都不同。只要不过敏，就可以放心使用。使用的时候要先用温水清洁脸部，最好能用温热的毛巾敷一敷脸，再使用相关产品去角质，因为酶在一定温度下才会充分活跃起来。

3 面膜用起来

没错，这个时候可以用面膜了。在宝宝睡着的时候，敷着面膜，舒舒服服躺在床上，不仅能够帮助肌肤恢复好状态，还能缓解疲劳和压力。不过，刚刚敷完面膜的脸不要去接触宝宝，特别是敷完面贴型面膜时。面部残留的面膜液体含有防腐剂，尽管问题不大，但你并不清楚宝宝此刻的肌肤会对什么产生过敏反应，所以还是小心为好。

对于"可以用面膜"这个结论，你肯定还是有一肚子的问题吧！

不要再担心什么"面膜里的化学成分会进入身体，影响哺乳"这样的问题，我已经解释到你都听烦了吧。如果你真的有担心，那就担心一下自己目前的肌肤是否能做面膜，以及可以做哪种类型的面膜吧。

首先，最可靠的面膜还是保湿类面膜；同时，去黑头、去角质的面膜也能安心使用。

其次，要针对你现在的肤质进行细心的挑选。通常来说，产后妈妈的肌肤大多存在粗糙、面无光泽、黑头、敏感等问题。

如果现在你的敏感类问题严重，比如红血丝、肌肤泛红、有丘疹，那最好暂时告别以下种类的面膜：

面膜

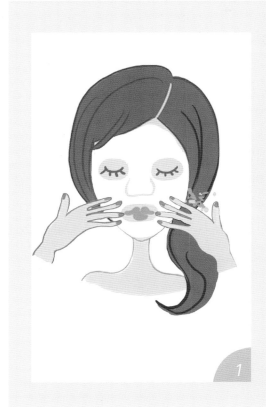

Part 1 面贴型面膜

这类面膜为了防止面膜液体受到细菌感染，添加了大量防腐剂。防腐剂的渗入能力较强，容易引起皮肤敏感。当然，一般面膜含有的防腐剂量是符合安全标准的，但对于敏感性皮肤来说，还是需要慎用，起码不能频繁使用。

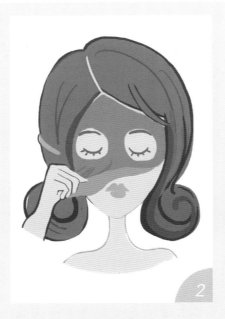

2

Part 2 剥离型面膜

虽然这类面膜粘合力极强，可以在剥离的过程中拔走黑头，可这个过程对皮肤的刺激性很大。你的肌肤现在已经处于敏感状态，就不要再对它"动粗"了。

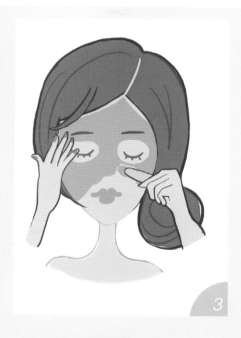

3

Part 3 黏土型面膜

这种涂在脸上会变成膏状的面膜，大多具有极强的吸附能力，可以吸走油脂。但有些黏土型面膜里含有熟石膏，它主要用来治疗痤疮和色斑，对皮肤具有一定的刺激性，购买的时候一定要看清成分说明。如果不含有熟石膏，还是可以适当使用的。

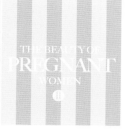

小P老师有话说：

THE BEAUTY OF
PREGNANT
WOMEN

不是所有人都对防腐剂敏感

不要一提到防腐剂就皱眉头。我们日常生活中根本离不开防腐剂，不管是从超市买的包装型食品，还是用的护肤品，都有防腐剂的存在。它的作用是确保我们食用、使用的东西不被细菌侵害，安全程度还是值得信赖的。有些人对防腐剂敏感，那是体质原因。就像有人对花生敏感，对蛋白质敏感。对于敏感体质来说，防腐剂的确有致敏的可能，但也同样因人而异。我们所能做的，就是在已经过敏的情况下，少使用含有防腐剂的化妆品。

化个彩妆，美美出门

很多女性对彩妆有一定程度上的心理依赖，认为不化妆就不能见人。当她们荣升为新妈妈之后，这种依赖感有增无减，这可以理解。产后的皮肤变化一般是由好变差，新妈妈想通过彩妆来遮掩糟糕皮肤和气色的需求特别强烈。坐月子时不化妆还好，因为可以足不出户。但过了月子期，要出门走走的时候，素颜就成了迈出大门的绊脚石。

我之前说过，月子期都可以化妆，更何况已经出了月子。你以前喜欢什么样的妆容，现在也可以使用了哦。不过在一些细节方面，我有些建议或忠告：

用了隔离霜之后一定要卸妆

隔离霜最直接的功能是让彩妆更服帖、更均匀地停留在脸部，通过它的英文 Makeup Base（妆底）就可以知道，这是因为它含有一些高脂溶性的化学成分，可以吸附粉质原料（比如粉底、腮红、眼影）。也正是因为这种特性，所以即便是单独使用隔离霜，不搭配彩妆，也一定要卸妆，防止其中的化学成分停留在皮肤太久，从而对毛孔造成负担。

1

上彩妆，防晒不能少

很多人习惯用隔离霜替代防晒霜，可事实上，跟专业的防晒霜相比，隔离霜的防晒效果并不理想。作为新妈妈，即便不使用彩妆，也一定要防晒。所以在使用隔离霜之前，最好先涂一层防晒霜。于是，新妈妈上妆的顺序应该是这样的：先是化妆水和乳液，之后是防晒霜，然后是隔离霜，紧接着是粉底或 BB 霜，最后是腮红、眼影之类的彩妆。

2

睫毛也要保养

在哺乳期，骤增的激素不仅让发质变差，就连睫毛也受到了影响，所以保养睫毛也要提上日程。在使用睫毛膏之前，先用专业的睫毛保养品打底，防止睫毛膏对睫毛产生摩擦伤害。

3

要扔掉陈旧的化妆品和化妆工具，比如超过两年的化妆品要扔掉

粉扑或海绵要一周清洗一次，一个月到三个月更换一次。这些频繁接触脸部的工具，上面累积了皮脂、汗液和细菌，长期使用会增加皮肤敏感的可能。开始掉毛的刷子要扔掉，有沉淀物的液体化妆品要扔掉，有强烈亮光成分的则请慎用。

4

肌肤敏感时停用彩妆

新妈妈的皮肤很容易变得敏感，严重的时候会有红斑或红疹，奇痒难忍。在这个时候，彩妆只会加重皮肤的负担，影响皮肤的自由呼吸，所以一定要停用，只做保湿护理即可。

当然，彩妆最好不要接触到宝宝。在给宝宝喂奶或亲昵的时候，要保证脸部的干爽清洁。因为彩妆一旦上了你的脸，就已经与细菌为伍了，虽然对你产生的威胁不大，但不保证那些细菌不会伤害到宝宝。

5

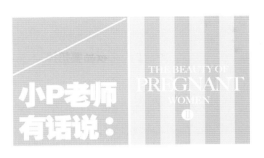

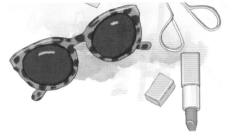

化妆品有入口的可能，会不会很危险？

不仅是口红可以入口，粉底之类的靠近嘴唇的彩妆产品都可能入口。不过不需要过分担心，包括彩妆在内的所有正规化妆品出厂前都会经过16项复杂的检验，其中包括"急性／亚慢性经口毒性实验"。只要是正规的彩妆产品，即便吃几口也不会中毒，除非个人对香料、酒精等成分过敏。如果真的对这些成分过敏，可能使用彩妆的概率也不大。

有了长辈的三令五申，我相信新妈妈们一定在家里窝了整整一个月。就算是已经出了月子期，长辈也会找诸多借口阻止新妈妈出门。好了，好不容易熬了两个月，终于能出去走走、晒晒太阳了。

这个时候你会对阳光有一种久违的亲切感，真想在阳光下多坐一会儿。可是，阳光带来的另一个问题也随之而来——紫外线。

我们都知道，紫外线根据波长的不同分为 UVA 和 UVB。UVA 俗称紫外线中的"晒黑段"，可以穿过表皮抵达真皮，造成色素沉着，长期下来会加速皮肤衰老。由于体内激素的变化，新妈妈的黑色素本就十分活跃，容易形成色斑和红斑。

所以新妈妈要在享受阳光的同时注意防晒。那么新妈妈如何防晒呢？

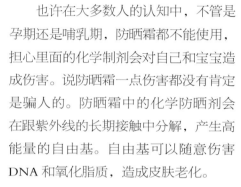

涂抹防晒霜

Part 01

也许在大多数人的认知中，不管是孕期还是哺乳期，防晒霜都不能使用，担心里面的化学制剂会对自己和宝宝造成伤害。说防晒霜一点伤害都没有肯定是骗人的。防晒霜中的化学防晒剂会在跟紫外线的长期接触中分解，产生高能量的自由基。自由基可以随意伤害DNA 和氧化脂质，造成皮肤老化。

幸运的是，能穿过角质层的化学元素非常少，相比紫外线对皮肤造成的伤害，简直是小巫见大巫。更何况，现在的防晒霜已经尽量降低了防晒剂分解和渗透的程度，所以新妈妈可以放心使用。另外，市场上已经有孕妇专用的防晒霜。

唯独不能随心使用防晒霜的是那些皮肤过敏的妈妈。对于这些妈妈来说，选择防晒霜时要确保二苯甲酮－3 的含量低于 0.3%，或是选用含有二氧化钛、氧化锌的产品——这两种防晒成分温和安全，只是用起来有点黏黏的，好像贴了一层膜在脸上。

物理防晒

如果对防晒霜始终不那么信任，那只能进行物理防晒了，比如打伞、穿长袖衣。

避开紫外线最强烈的时段

通常来说，上午 10 点到下午 4 点是紫外线最强烈的时候。如果新妈妈要出门，最好避开这个时段。

有了这些保护，该出门的时候就出门，痛痛快快去享受阳光吧！

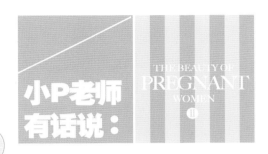

小P老师有话说：

THE BEAUTY OF PREGNANT WOMEN II

SPF（防晒指数）是不是越高越好?

理论上来讲是越高越好。可事实上，当 SPF 超过 50 后，再往上持续增加，并不会像我们想象的那样带来更好的防晒效果。SPF50 的防晒霜和 SPF100 的防晒霜，效果只有 1% 的差别。所以不要一味追求防晒系数的高低。对于不长期在太阳下暴晒的人来说，系数在 8~15 之间就足够了。不过我要提醒大家的是，防晒霜的使用量基数是 2 毫克 / 平方厘米，只有在这个基础上，SPF 才能发挥其效用。比如一管 SPF15 的防晒霜，涂抹脸部的话，每次用量要达到 1 克，差不多一枚硬币的面积，才能保证它的防晒效果。

6 嘴唇很干怎么办？

在秋冬季节坐月子，干燥是"头号敌人"。这时全身上下每一寸肌肤都在缺水的环境中挣扎，包括细嫩的嘴唇。未怀孕前，干燥的时候能用唇膏。自从怀孕之后，一切有可能危害宝宝的护肤品都被一股脑儿扔进了垃圾桶。可嘴唇干到脱皮，润唇膏又不敢使用，怎么办呢？

如果只是干燥脱皮，没有出现糜烂，那么是有很多安全有效的方法来对付的。

（1）用热毛巾热敷干燥的嘴唇3~5分钟，然后用棉棒轻轻擦掉已经柔软的死皮，最后涂上厚厚的食用橄榄油或胶囊中的维生素E油。橄榄油可以每天使用，但维生素E油尽量维持在1周使用1~2次吧。

（2）自制唇膜。取维生素E油2滴，橄榄油2滴，蜂蜜1茶匙，拿一个干净的小碗，把这些原料都放进去，搅拌均匀后涂在双唇上，要厚厚一层哦。将保鲜膜剪成嘴唇的形状，贴在双唇上，保证唇膜营养的吸收。如果你懒得剪或者剪不好，那就算了，就这样保持15分钟也可以。一周做2~3次。

除了外用的养护之外，饮食也非常重要。新妈妈一定要多喝水，多吃蔬菜，保证水分的足量摄入。内外兼修，才是美容之道。

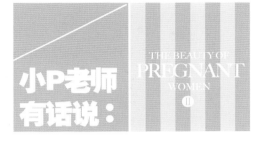

医生建议

Q 为什么生完宝宝嘴唇干裂？怎样注意？

A 北京和睦家医院资深护理专家徐玉梅老师：

由于坐月子的时候母乳喂养需要产奶水，还有很多人出汗较多，所以水分消耗非常大。嘴唇干正是水分摄入量不足造成的，建议大家多喝点水。

小P老师有话说：

THE BEAUTY OF PREGNANT WOMEN

食用级唇膏可不可以用？

市场上有一种食用级唇膏，专门为孕产妇研制。只要通过正规渠道购买，都可以放心使用。但食用级不代表可以吃，只是它的安全级别达到了食品级的标准要求，而且成分是食物。这种唇膏可以自制，但需要在里面添加抑菌成分，防止细菌滋生，这些原材料都可以买得到。

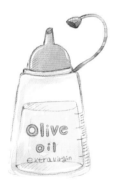

1 斑点别再来

经常有准妈妈指着脸上的斑叫苦连天，担心斑会赖在脸上不走，甚至等不及要去就医。医生十有八九会告诉她们：不需要治，回家耐心等待它消失吧，如果产后一两年内不能消退再来就医。她们无奈地离开医院，心里多多少少还是担心。

而那些准备怀孕的女性知道怀孕会长斑后，开始慌张："长斑怎么办？消退不掉怎么办？"

我想告诉所有女性：不管你是在备孕，还是已经怀孕或生产，长斑都不是那么可怕的事情，只要你想，总有方法消除它。

长期服用避孕药、苯妥英钠（治疗癫痫、心律失常的药物）、帮助睡眠的药物的女性

怀孕之前曾有以上药物使用史的女性，怀孕之后更容易长斑，特别是曾经长期口服避孕药一号、二号的女性，药物中的黄体酮拼命刺激体内雌激素增长，让黄褐斑来得更轻而易举。不过服用紧急避孕药或者偶尔服用避孕药的女性不需要过分担心。

长期暴露于日光之下

当紫外线照射到皮肤的时候，为了保护自己不受伤害，皮肤会自发产生大量黑色素来吸收紫外线。跟正常的肌肤相比，色斑部位的黑色素会更加活跃，一被晒就不停地往表皮涌，导致色斑越来越严重。

怀孕期间长的色斑，称为"妊娠斑"。妊娠斑通常是由于孕期脑垂体分泌过多的促黑色素细胞激素引起的，一般在怀孕四个月左右的时候出现，颜色为黄褐色，常分布在鼻梁、脸颊和额头。

那么妊娠斑一般会"喜欢"哪种孕妇呢？

生活作息不规律、暴饮暴食

不要说产妇，就算是激素水平正常的人在长期熬夜、烟酒不离、胡吃海塞的亚健康生活状态下，也会长色斑。

现在，我们应该对妊娠斑有了一定的认识，那就开始战斗吧！

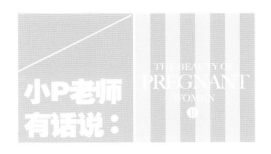

小P老师有话说：

黄褐斑和妊娠斑有什么不同呢？

除了怀孕之外，女性在其他情况下也可能会长黄褐斑，比如长期服用避孕药、月经紊乱，患有生殖系统疾病、癌症、结核、肝病、慢性乙醇中毒等。只要会造成雌激素迅猛增长，不管什么诱因，产生黄褐斑的概率都会大大增加。而且，黄褐斑不仅对女性情有独钟，也会偶然爬上男性的脸。医学研究发现，大约10%的男性会长黄褐斑，这大多跟遗传基因有关。

向妊娠斑宣战！

我不得不再三叮嘱，任何祛斑的行动，最好都等到哺乳期结束之后。倘若你欣喜地发现，即使没有外力介入，妊娠斑也在慢慢变淡，那就不需要治疗，给它点儿时间，让它"体面"地自行离开。

从专业角度来看，祛除妊娠斑的方法可以分为外用祛除法、生物祛除法和激光祛除法。

外用祛除法包括了外用面膜、药物面霜。

市面上很多治疗黄褐斑的面膜、面霜，它们功效不一，我们没办法一一去尝试。但在临床美容医学上，有一种物质在祛斑方面有不俗的表现，它叫氨甲环酸（Tranexamic Acid）。在选购祛斑面膜、面霜的时候，可以偏向于选择含有该成分的产品。除了氨甲环酸之外，苯二酚、维 A 酸、乙醇酸也在祛斑方面有大的贡献。医生会常常推荐含有以上物质的面霜，一方面漂白祛斑，一方面还可用于防晒。

在外用面膜中，有一种近几年非常火爆的面膜祛斑法——倒模面膜。倒模面膜属于石膏型面膜，里面添加了美白祛斑的中草药，靠在使用过程中产生的热量来加快肌肤的微循环，让抗菌、美白的药物更快、更深入地渗入。这种方法较为有效，但不适用于过敏性肌肤和严重痤疮型肌肤。

生物祛除法是指口服、注射药物，这需要去医院做具体诊断。

一般而言，口服的药物中也会含有氨甲环酸，注射类药物通常含有维生素 C。当然，具体情况要医生说了算，不建议自己乱用药物。

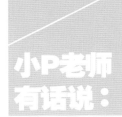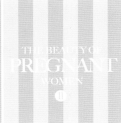

在激光祛斑法中，非剥脱式激光是最受欢迎，也是最方便安全的，比较有名的是飞梭激光。

这种祛斑方法通过激光对皮肤内部的刺激，让肌肤产生胶原质，从而淡化细纹、紧致肌肤、祛除黑色素。不过这种激光手术会比较痛，做的时候要进行麻醉；术后皮肤会微微泛红，但很快会缓解。一般进行4~6次手术后，妊娠斑就会明显淡化。

除了以上方法外，医学界还常用液氮冷冻来祛斑，通过冷冻让妊娠斑表皮坏死脱落。这种手术相对而言痛苦较小，但治疗效果不如激光明显。

不管哪种方法，防晒都至关重要。特别是做了激光、冷冻治疗后，皮肤比较脆弱，更需要小心呵护。还有一点非常关键：没有一种祛斑方法可以立竿见影，都需要经过较长时间的坚持，你必须做好长期准备。

小P老师有话说：

食疗可以祛斑吗？

可以，但效果因人而异，且需要很长的时间。在怀孕、哺乳期间，可以多吃蔬菜水果，比如柠檬、西红柿、猕猴桃、红枣、土豆，这些果蔬可以帮助身体快速完成新陈代谢，补充蛋白质，这会有助于防止并淡化色斑。除此之外，还可以食用一些核桃、鸡蛋、牛奶，它们都能帮助身体排出垃圾、补充蛋白质。

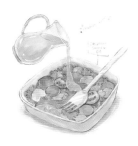

美白，安全第一

从古至今，尽管对胖瘦的审美标准有过变化，但对肌肤的白和细腻的要求却始终如一。正是几千年来形成的审美习惯，让女性一直在美白的道路上疯狂前行。

但疯狂归疯狂，一旦女性进入妈妈的行列，美白这项事业就不得不暂时搁置。为了宝宝，所有牺牲都是值得的。我并不建议新妈妈在哺乳期内美白，但如果你的确有这方面的需要，那我只能推荐一些相对安全温和的美白产品。

含有维生素 C 的美白产品

维生素 C 的美白功能来自它的抑黑功效。不管是摄入还是外用，一定量的维生素 C 可以抑制黑色素的产生，同时也可以将已经产生的黑色素淡化，起到淡斑美白的作用。可惜的是，它们的结构极不稳定，温度高一点不行，曝露在氧气中久一点也不行，因此稳定维生素 C 就变成美白产品的重中之重。

现在市面上的以维生素 C 为卖点的产品，都加入了一种稳定成分，可以帮助维生素 C 充分发挥美白功效。不过这些产品中的维生素 C 含量较少，需要长期使用才能见效。

含有低浓度果酸的美白产品

果酸是个脾气古怪的"家伙"，它一方面很忠诚地美白肌肤，一方面又容易"翻脸无情"，对皮肤造成伤害。所以控制果酸的浓度就变得至关重要。通常来说，浓度低于 3% 的果酸是可以让新妈妈放心使用的。如果你想挑选果酸浓度高一点的产品，认为那样美白更快，就需要向医生咨询，防止高浓度果酸造成皮肤敏感。

胎盘提取液

胎盘营养液含有大量的氨基酸、多肽，以及很多能有效促进细胞组织新陈代谢的酶类，所以能起到营养肌肤、抗衰老、美白的效果。而且胎盘营养液性能温和，相对安全，于是成为很多美白产品的宠儿。目前常见的胎盘提取液来自羊和牛，挑选的时候应该把注意力放在一些正规厂家的产品上，杜绝产地不明的产品。

我真的很希望妈妈们都能美美地面对逐渐成长的宝宝，但又很担心妈妈们为了追求美而变得盲目疯狂。如果你的肌肤非常敏感，那最好先不要美白，先安抚敏感的肌肤比较好。肌肤只有健康，才谈得上美。

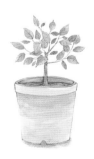

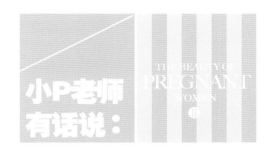

哪些美白成分妈妈们绝对不要用？

含有熊果苷和曲酸的美白产品。

熊果苷的美白效果虽然一流，但由于它高度的光敏性而不得不跟大量的防晒剂为伍，皮肤的负担会加重。而且，有研究表明熊果苷有致癌的副作用。尽管控制浓度可以保证其安全性，但还是建议妈妈们慎用。曲酸的稳定性比维生素C好太多，美白效率也高，但长期使用曲酸会诱发皮肤病变，安全性有待研究。

美容院可以去

你大概遇到过这种情况吧，花很多钱办的美容卡，结果赶上怀孕生孩子，最后眼睁睁看着美容卡到期作废。

看吧，你又闯入了一个概念上的误区，认为怀孕、生产后不能去美容院。如果你是个健康的孕妇、产妇，那绝大多数生活乐趣是可以继续享受的。去美容院做个全套保湿，为面部和四肢的肌肤补充水分，然后再来一次舒畅的面部和四肢按摩，都是完全可以的。当然，前提是要去正规的美容院。

那么，产后多久可以去美容院呢？对于没有疾病的产妇来说，产后一个月就可以去美容院。如果想使用激光之类的美容仪器，最好等三个月之后。

除了保湿之外，产后的新妈妈还可以尝试这些美容项目：

面部艾灸

艾灸是比较温和的保健方式，它具有舒经活络、祛风散寒、活血化瘀的功效，适合产妇使用。面部艾灸是指用温热的艾条在面部轻轻滚动，让面部血液在短时间内加速循环，排除毒素，增强肌肤免疫功能，同时帮助护肤品更好地被吸收。由于艾灸是"慢性子"，所以短时间内很难看到效果，需要长期坚持才能看到肌肤的变化。需要注意的是，每次做完回家后，最好把沾染了艾草味道的衣服换掉，避免让宝宝接触。

玄磁针

这是一种类似拔罐的技术，可以排除面部多余的积水、毒素，让面部血液循环更通畅。虽然它比较温和，却是考验美容师手法的技术活。想尝试这项美容方法的新妈妈，需要找一个从业经历丰富的技师才可以。而且这种方法不能经常使用，否则会伤害表皮。

电子美容仪器

这种低电流微电脉冲的仪器是可以适当使用的，它可以刺激皮肤细胞组织，让干燥的肌肤变得水润且富有弹性。

其实，美容院的大部分美容项目都是可以参与的，但有一些用到精油类产品的项目，比如拨经，最好等到哺乳期结束之后再进行。

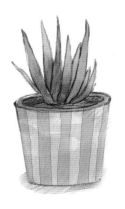

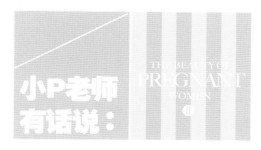

小P老师有话说：

THE BEAUTY OF PREGNANT WOMEN

什么是拨经？

面部拨经是一种美容手法，类似刮痧，但跟刮痧有所不同。可以说，在拨经的过程中包括了刮痧。拨经是借助牛角等工具对面部经络进行的一次按摩，具有补充水分、延缓衰老、平衡水油的功效，是一种比较传统又富有新意的美容方法。加上精油的搭配使用，可以达到事半功倍的效果。但很多精油是孕产妇不能使用的，所以拨经对孕产妇而言并不完全安全。

THE BEAUTY OF PREGNANT WOMEN

II

2

chapter

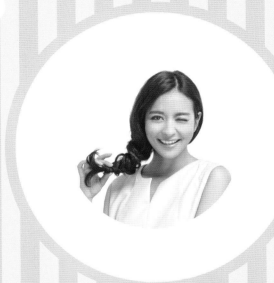

美发篇

　　"天啊，我的头发怎么掉得这么厉害！"很多新妈妈光忙着照顾可爱的宝宝，却忘记因怀孕损耗了大量营养而不停脱落的头发。更有不少新妈妈为了方便打理，直接剪掉辛苦留起的性感长发。看着稀疏又毛躁的头发，相信新妈妈们也会暗暗伤心。怎样才能有效缓解掉发？这个问题一定也困扰着你，但请先安下心来。

　　我会告诉你，这是很正常的事情，"走丢"的头发会慢慢长出来，很快就会恢复美美的自己了。月子期虽然不能出门，每天在家看着宝宝也很开心，但憋久了你还是有点渴望和闺蜜们聚聚，不如约她们来家里玩，但也要精心打扮哦！和好友一起分享你荣升妈妈的快乐和幸福，同时通过几个简单发型就能让你看上去神采奕奕。熬过月子期，更忍不住想染发烫发，又担心伤害身体或药水会接触到宝宝，怎样合理又安全地避免这些问题呢？

　　翻开这个篇章，带你看看新妈妈的头发护理诀窍。

月子期到底能不能洗头？

"不能洗头！""不能洗澡！""不能下床！""不能开窗！""不能吃凉的！""不能吃太咸！"长辈们随随便便就能说出十几个"不能"，让月子期的产妇头疼至极。

"为什么不能洗头？"

长辈们会严肃地告诉你："会中头风！"

"西方人就能洗！"

"你是西方人吗？不同国家的人体质不一样！"

新妈妈被彻底打败了，整整一个月都要顶着油花花的头发，或者索性被长辈强迫戴上帽子。好想痛痛快快洗一次头！

现代医学的无数临床经验表明，产妇比常人更容易出汗，头发更容易滋生细菌，如果一个月不洗，造成毛囊炎的可能性会大大提高。皮肤有了炎症，不仅是

那么月子期如何洗头更安全呢？大概需要注意下面几点：

1 洗头环境不应太冷。夏天尽量不要在空调房洗头，冬天尽量在温暖的暖气房中洗头。

2 洗头时用指腹轻轻按摩头皮，帮助头部血液循环。

3 用温和的洗发剂，比如含有生姜的洗发产品。
洗后用干毛巾包裹头发，让头发尽快干爽起来。用小风力的吹风机吹干也可。

4 洗完头后不要急着躺下、入睡，避免湿邪入体导致的头颈酸痛。

瘙痒难耐的问题，更可能需要用药来缓解病症。而药物，是产妇更不想接触的东西。

而在传统的中医理论中，产妇气血双虚，最容易邪风入体。洗头会让头部毛孔升温张开，风气入头的可能性很大。一旦风气从头而入，产妇会头痛、偏头痛，而且这种头痛将会伴随一生。

我无法对中西医学妄加评论，我只能说可以做到兼而有之。

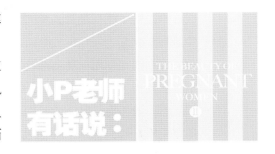

小P老师有话说：

5　如果仍有所担心，洗头的次数可以缩减为一周一次。

6　如果长辈一定要制止你洗头，那么可以使用干洗的方法。具体方法我会在后面介绍。

为什么产妇狂出汗？

产妇出汗是因为热吗？这算是其中一个原因。产妇对外界温度的敏感性比普通人要强，常人难以觉察的冷或热，对于产妇来说都十分明显。除此之外，女性怀孕期间由于激素水平的增加，体内潴留了大量水分。产后这些水分要尽快排出体外，一种是通过肾脏形成尿液，一种便是通过皮肤变成汗液，这也不是病态，而是皮肤保证排泄的正常表现。

这里所说的干洗，是近几年比较流行的应急洗发的方法，跟从前理发店里用的干洗是两个概念。

这里的干洗是指用一些免洗洗发水来清洁头发，多在孕期或出差等不方便的情况下使用。这类免洗洗发水中添加了许多泡沫状的干洗剂，属于表面活性剂，具有较强的吸附功能，可以吸附头发上的油脂和灰尘。

在使用的时候，先将干洗剂摇匀，然后以画圈的方式喷在头发上，直到白色洗发剂均匀布满头发。等待两分钟，然后用干毛巾将白色屑状物擦拭干净即可。用这种方式洗后的头发一样干爽飘逸。但如果头发污垢过多，干洗效果会减弱，甚至是不明显。所以千万不要十天半个月才洗一次。

与免洗洗发剂配套的还有免洗护发素。跟水洗护发素一样，在清洗完头发之后，将免洗护发素喷在双手，均匀涂抹在头发上，避开发根。然后用五指像梳子一样从上至下地整理头发，力图将护发素涂抹在所有发丝上，在发梢处稍作按摩。

免洗洗发剂的确带给产妇许多方便，但不能长期使用，毕竟表面活性剂的长期停留会对头发造成伤害，其中含有的一些成分还会伤害皮脂膜。一旦出了月子期，就尽量用水洗头。

另外，还有一种很便捷的干洗方法，那就是用爽身粉。不要惊讶，也不要怀疑自己看错了，的确是婴儿用的那种爽身粉。

根据试验，将适量爽身粉用粉扑涂抹在头发上，用指腹轻轻推拿头皮，一分钟后用干净的毛巾或卫生纸将粉末全部擦干，然后等待五六分钟，直到粉末完全消失，的确可以让头发变得干爽清香。

这要归功于爽身粉中含有的"滑石粉"。滑石粉可以迅速吸收水、油等成分，让肌肤在短时间内干燥。不过爽身粉中含有微量的铅等金属元素，经常使用会堵塞毛囊，偶尔应急还是可以的。

有了免洗洗发剂这样的产品，月子期妈妈的日子会好过许多，起码头发不会油油臭臭的影响心情。但我还是要唠叨一句，能用水洗就尽量用水洗，免洗洗发剂是下下策，因为再温和的洗发产品也含有化学物质，只有用清水才能带走它们。

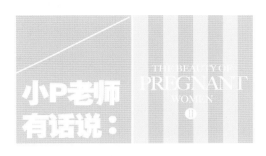

小P老师有话说：

THE BEAUTY OF PREGNANT WOMEN

月子期间头发干枯、分叉严重怎么办?

免洗护发素可以解决你的部分难题，但它毕竟是应急品，不能完全达到普通洗发水和护发素的功效。这个时候，如果你坚持想让发质变好一些的话，可以在睡前将免洗产品涂抹在发丝上，对头发进行夜间修护。第二天你会惊喜地发现，头发柔顺了许多。如果你的头发受损不是很严重，一周护养一次即可。

我遇到过不少这样的妈妈，因为担心月子期不能洗头，又怕热，索性就剪了短发，方便打理。可有些妈妈面对多年护养的长发，实在不忍心剪掉，但又怕产后麻烦，于是内心挣扎，不知道该如何抉择。

让我来帮你吧，其实不需要剪，一些简单易学的发型可以让你利落清爽地度过月子期。

1）最简单的"道姑头"

Step 1: 用皮筋扎个马尾，高度自定，最好高一点。

Step 2: 一只手拿起马尾，另一只手用梳子从发尾往发根方向梳。如果头发较多的话，可以分成几股倒梳。等到整个马尾蓬松起来后，将马尾分成两股，交叉扭在一起。不要太紧。

Step 3: 将扭好的像麻花一样的辫子的尾端塞进皮筋里。

Step 4: 用黑色一字夹加以固定。大功告成。

2）俏皮可爱米奇头

Step 1: 梳个马尾，将发尾塞进皮筋，形成一个蓬松的大丸子头。留一些发尾在头顶。

Step 2: 将丸子头从中间一分为二，米奇的两只耳朵雏形乍现。

Step 3: 将多出来的发梢从前向后，从"两只耳朵"中间绕到后面。

Step 4: 用小黑夹固定发梢。可爱又利索的米奇头便完工了。相信小宝宝看到也会很开心。

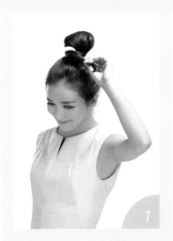
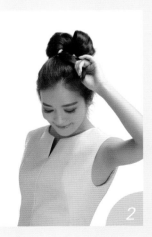
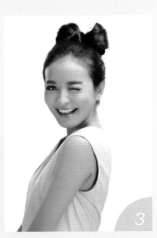

4 吹风机要这么用

在固有的观念中，吹风机要大风力、高温度才能尽快烘干湿发，特别是在月子期，如果洗头的话，必须在短时间内让头发干爽。

吹风机最高一档的温度大约在 80 摄氏度左右，是名副其实的大风力、高温度，也的确能让湿发在几分钟内变干，看上去是月子期洗头后处理湿发的不二之选。

可事实上，持续高温吹发，除了会带走发丝上的清水之外，还会带走 2%~3% 的自然水分。头发跟皮肤一样，一旦失去水分就会变得干枯、脆弱，长此以往，头发的角蛋白会遭到破坏，从而让发丝失去光泽，变得粗糙、易断。

所以，在使用吹风机时，最好用最低档，同时要注意以下几个问题：

分区吹发

大部分人吹头发时非常简单地把头发一梳，然后拿着吹风机在头上乱吹一通。结果外面的头发干了，里面的还湿湿的。为了把里面的也吹干，就不得不增加吹发的时间。这样一来，外面的头发要经受持续的高温折磨。只要你善于观察就会发现，发型师在为你吹干头发的时候，总是把一部分头发夹在发顶，先吹下面的头发，然后再把头顶的湿发放下来。这样不仅让头发更干得更快，还降低了外层头发受高温伤害的可能。

吹发根，让发梢自然风干

吹发根是让头皮干燥的最快方法，同时还保证了发丝中的天然水分不被高温带走。

风筒和头发保持30厘米左右的距离，防止热风近距离接触头发，同时移动吹发

不停地移动吹风机，可以避免热风长时间停留在某一片发区。

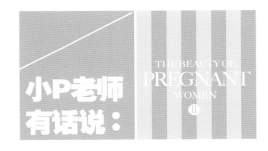

小P老师有话说：

THE BEAUTY OF PREGNANT WOMEN

听说电吹风有辐射，对人体有害，这是真的吗?

电吹风的确有辐射，而且也的确是家用电器中辐射较大的。但我们需要明白一个问题，只要有电压，就有电场，只要有电流，就有磁场，所以只要跟电有关的东西，多多少少地会存在辐射。专家已经证实，电吹风运行时制造的是低频率电磁场，辐射强度还没有达到对人体有害的程度。

DIY 保暖帽，漂亮又方便

月子期戴帽子是很多地方的传统，老话说这能"防头风"。过去不管月子期在冬季还是夏季，帽子都必须戴，只是厚薄上有差别而已。不能说这个传统完全是错的。在暖气没有普及的时代，很多地方靠煤炉来取暖，室内温度较低，即便把门窗都关好，再挂上厚厚的帘子，寒风还是从四面八方透进来，正常人都需要穿厚厚的衣服才能御寒，更别说产后虚弱的新妈妈了。帽子就是在这样的环境中和新妈妈成为伙伴的，它在一定程度上帮助抵抗力下降的新妈妈减少了因寒冷而患病的可能。

但是在今天，冬天的室内温度大多已经足够，所以帽子就变成了累赘。不过，过了月子期，新妈妈能出门晒太阳的时候，一顶漂亮的帽子还是很有必要的，不仅能抵御寒冷，还能遮挡住你乱糟糟的发型。

现在我要推荐的不是市面上可以买到的帽子，而是自己 DIY 的帽子。

我相信你一定有许多闲置的衣裤，因为体形变了，所以穿不下了，要扔又舍不得。那么我们现在来变废为宝吧：

1）薄款帽子

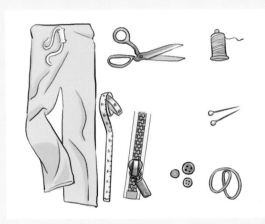

需要用到的材料有运动休闲裤、剪刀、针线、扣子、绳子。

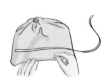

将裤子的裤腿部分剪下来，一只裤腿就可以，长度按照你喜欢的帽子的长度来剪。

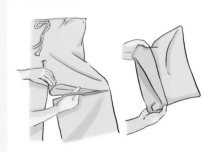

将裤腿里面翻出来，其中一端用绳子扎紧，就像一个口袋，然后再翻过来。

在扎口处缝一枚漂亮的扣子做装饰。如果你喜欢，可以买一些漂亮的布贴，缝在帽子上做装饰，或者在帽子边上缝一条你喜欢的颜色的花绳。简单又漂亮的保暖帽就做好了。

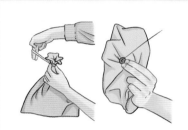

2）厚款帽子

拿一件废弃的毛衣，将你常戴的、尺寸合适的帽子放在毛衣上，帽子边和毛衣下边贴合，沿着帽子的轮廓在毛衣上剪出形状。最后将剪好的两片毛衣片反面缝合，正过来便是一顶毛线帽了。

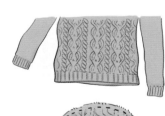

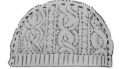

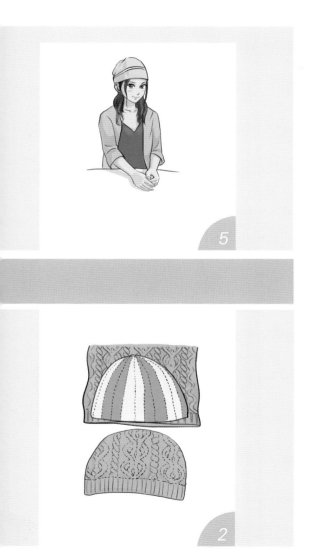

5

2

为什么医院会给产妇发帽子？

医院为产妇发帽子，一方面是希望产妇用帽子收拢凌乱的长发，以免影响哺乳；另一方面也是为了呼应很多长辈们的想法，避免产妇在电梯口、走廊等通风的地方受风着凉。

1 产后掉发的烦恼

当了妈妈后，最大的一个烦恼逼近了——掉发。怀孕的时候，头发看起来在疯长，大部分新妈妈在坐月子的时候也没发现头发有成批掉落的情况，怎么到了哺乳期就开始疯狂掉发了呢？

产后掉发，医学术语为产后静止期脱发，大多开始于产后三个月到五个月，最长可能持续一年半。

女性怀孕时，雌激素和孕激素的增加会导致毛发的生长异常活跃。一般人在正常情况下，会有85%~90%的头发处于生长期，而孕妇有高达95%的头发在不断生长。所以在怀孕期间，准妈妈的头发浓密坚韧。可到了哺乳期，雌激素和孕激素水平急转而下，毛发也开始进入静止期。

静止期，听名字就很让人灰心。事实也的确如此。头发的生长可以分为生长期、退化期和静止期三个阶段。生长期的头发，因为毛囊的卖力工作而被大量制造，这之后便是退化期，那些勤奋工作的毛囊开始萎缩，头发停止了生长。大概几个星期后，毛囊彻底萎缩，头发也开始脱落，正式进入了静止期。静止期会持续三个月左右，之后残留的干细胞会造出新的毛囊，头发便再一次进入生长期。

所有人头发的生长过程都是如此，只是孕妇的静止期要比普通人更猛烈一些，不仅掉发数量多，持续时间也可能会拉长。还有一个更糟糕的情况，那就是哺乳期正好在春天或秋天开始。这样一来，哺乳期脱发和季节性脱发纠缠在一起，脱发数量会更多。

所幸大多数妈妈的脱发都是正常的，等到宝宝开始会叫"妈妈"的时候，秀发便又重新开始生长，很快会恢复到以前的发量。也有一些超过一年半还在脱发的情况，可以考虑去咨询医生，因为脱发也有病理性的，不可小觑。

不管怎样，产后脱发再正常不过，不要为此惴惴不安。培养一个平和的心态，也有助于缓解脱发情况。

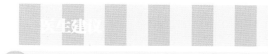

Q **产后虽然逐渐停止脱发，但是否以后也会变成容易掉发的体质呢?**

A 北京和睦家医院资深护理专家徐玉梅老师：

由于激素水平的变化，所以导致生产后易掉发的情况，但这种情况产后6个月就会停止，对以后也不会有影响。

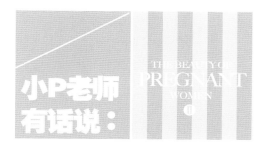

母乳喂养会不会加重脱发情况?

民间是有这种传说，说孩子吸掉妈妈的奶，妈妈的营养就会丢失，头发会变干脱落。不能说它完全没道理，因为产后脱发的女性体内铁、锌、铜的含量的确比较少，可这种情况跟哺乳没有直接关系。只能说，这可能是导致脱发的一个因素而已。即便不给宝宝喂母乳，脱发的情况也会如期而至。

2

做到这些，头发掉得少

就算知道产后脱发是正常现象，很多妈妈还是会担心脱发止不住，迟早变成非正常现象。即便几个月乃至一年后会长出新发，哺乳期这段时间也难以面对日渐稀疏的头发。新妈妈肯定想问："小P老师，就没有方法能让头发少掉一些吗？"

不恐惧

对脱发现象本身的恐惧会引起更剧烈的脱发，医学上称其为"应激性脱发"。所以，做好充分的心理准备是很有必要的。一定要不断告诉自己，很快会长出新的头发，安心等待就好。

产后要按期洗头

之前我已经讲过，就算是月子期也应该洗头，防止油脂不断堆积从而堵塞毛囊。

吹风机不能常常用

为了让头发尽快干爽，月子期使用吹风机是可以的，但要用最低档风。等出了月子期，禁忌变少之后，吹风机就不要常常使用了，因为头发对热度非常敏感，经常在高温下烘干，会让发质更脆弱，更易脱落。当然，偶尔用一下是可以的，依旧需要用最低档风，最好在烘干前涂抹点护发素。

不要频繁梳头或扎辫子

在哺乳期，牵拉性脱发也会来凑热闹。频繁梳头，辫子总是扎得很紧，这些对头皮来说，都是在强行拉拽头发离开。那些"洗完头后梳一百下"之类的理论，有些站不住脚。如此高频率地梳头，不仅会拉扯头发脱离毛囊，还会加剧油脂的分泌，造成毛囊堵塞，让脱发更加严重。但这并不代表不能梳头，千万别走极端。平常用梳齿圆润的梳子梳梳头还是可以的，不要使劲在头皮上剐蹭就好。

我很想说"有"，但很遗憾，这种生理现象只要出现就很难人为逆转。不过，如果你能做到下面这几点，脱发现象多少会得到缓解，起码不会变得更糟。

不在哺乳期染烫头发

不管是染发还是烫发，都需要高温和强氧化剂的辅助，而这些东西可以让毛鳞片翘起、张开，造成发质的脆弱。头发的毛鳞片就像是皮肤上的角质层，也是由死亡的细胞组成的，它负责保护头发真正的核心——毛皮质。毛鳞片一旦受损，毛皮质必然会遭殃。哺乳期妈妈们的头发本来就易脱落，所以最好不要再用这么粗鲁的方法来对付剩下的头发啦。

另外，我还会在之后介绍一些保养头发的方法，以帮助妈妈们尽量控制脱发量。

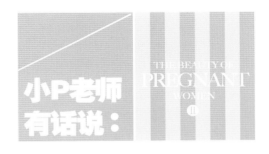

哺乳期的脱发属于正常现象，但超过一年半依旧在脱发，而且情况愈来愈严重，或者尽管脱发变少了，可头发生长异常缓慢，造成头发稀疏，那就需要就医，因为一些疾病也会导致脱发或头发停止生长，比如一些皮肤病、传染性疾病、免疫系统疾病等。

3 如何让头发吸饱营养？

说了那么多有关掉发的内容，心情是不是稍稍有点沉重？不要紧，现在来说点令人愉快的事——如何养护头发。

不管处于哪个阶段的女性，一定都希望自己有一头健康、有光泽的头发。这点渴求在哺乳期的妈妈身上尤为强烈。所以不管新妈妈为了保护头发做了多少盲目、无谓的工作，心情有多急切，我都能够理解。

说到养护头发，大致要从洗护、饮食和生活习惯着手。

先来讲洗护好了。我们最先想到的、最容易做到的应该就是洗头发。什么样的洗发液更有助于头发的健康呢？含有硅酮类成分的洗发产品更适合用来洗头发。这类成分会在毛鳞片上形成一层保护性薄膜，即便用清水洗过，还会有部分留在头发上，让头发看起来顺滑、有光泽。

洗发后记得要用护发素。不要小看护发素的作用，它可以填补因为高温、染烫、梳理、吹干、日晒等翘起的毛鳞片的空隙，为头发铺上一层润滑膜，减少了头发之间的摩擦。要知道，头发之间的摩擦也会损伤毛鳞片。

洗护时的水温也非常重要。不要以为用热水洗头会更干净，其实热水会卷走头皮中的大量皮脂，让头发变得干枯脆弱。皮脂是最天然的护发成分，可以保证头发的光泽和强韧。

现在来说饮食。

一般来说，有助于身体健康的食物同样会让头发变得健康。比如含有丰富蛋白质、ω-3脂肪酸的食物可以让头皮更健康，常见的有鱼类、坚果类、豆类；而大部分蔬菜，像绿叶蔬菜、胡萝卜等可以让头皮角质层变得强大。如果你正在靠节食来减肥，那么脱发也不需要大惊小怪，因为你体内正缺少锌、蛋白质等营养头发的成分。

最后来说生活习惯。

这个比较繁复。良好的生活习惯一定有助于头发的健康，比如早睡早起，适度运动，少吃油炸、高脂肪食品和冷饮、辛辣的食物等，不抽烟，不喝酒等。你要始终坚信，对身体好，就一定对头发好。

除了这些耳熟能详的生活习惯之外，我下面着重说的是一些容易被忽视的坏习惯：

（1）游泳不戴泳帽。游泳池会使用大量的氯来为水消毒、漂白，而这种物质会跟汗液、头皮屑等结合变成氯胺，从而让头发变得干枯、粗糙、发黄。如果游泳之前能洗洗头，然后再戴上泳帽，那么会大大减少氯的侵入。

（2）大跨度染发。染发可以，但要避免大的色度跨越，比如把金发染成黑发，把黑发染成金发。色差过大的染发，通常是靠让漂色剂或染发剂长时间留在头发上完成的。这些化学药剂留在头发上越久，对头皮造成的损害越大。如果你很想换个发色，最好选择接近头发自然色的颜色。

还有一些养发的方法，后面会一一提到。

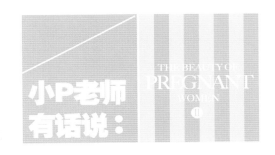

染发要先做过敏测试

通常来说，正规的美发店都会在给顾客染发之前做过敏测试，即取少量染发剂涂抹在耳后或手肘，观察时间为两天。两天后，如果出现红疹，那就证明过敏，你绝对不能使用。如果美发师不为你做过敏测试，要么你主动要求，要么转身就走。

4 头皮按摩，让头发更"强壮"

不管怎么避免，产后妈妈们的头发无论在发量还是发质上都不比产前。尽管这都是暂时的，但新妈妈还是希望尽量缩短这个时间。我真的很理解这种心情，可又不得不残忍地说出事实，头发这件事，跟个人体质有很大的关系，有的人虽然脱发，但产后半年就停止了，而且头发看上去还是很多；而有的人脱发比较严重且持续周期较长。

从理论上来讲，在产后脱发的过程中，我们能扮演的角色就是旁观者。

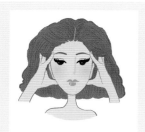

Step 1: 将双手五指分开，两个大拇指分别放在脸侧的下颚处，小拇指放在发际线处，剩下的三指插入头发。先来三次深呼吸，让身心放松。接着往头顶方向推送，稍稍用力。要用指腹而不是指甲。三次即可。

1

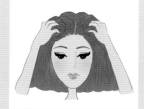

Step 2: 将大拇指放在耳朵上面，五指弯曲成爪状。以拇指为着力点，其他四指在头部两侧以圆圈方式按摩。三次即可。

2

　　这听上去太糟糕了，难道就这样眼睁睁看着头发脱落而无动于衷吗？不要灰心，尽管很难让头发在短时间内恢复从前的数量，可却能让头发在质量上有所提高，除了之前所讲的那些养护头发的方法外，按摩是个很好的选择。

　　现在我来推荐一个行之有效的按摩方法。

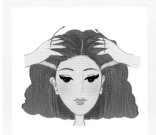

Step 3：将拇指放在太阳穴，其他四指分开放于中分线的两侧，固定所有手指位置，轻轻往后挪动头皮。三次即可。

3

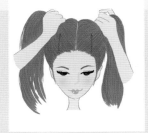

Step 4：双手将头发抓起，往斜上方轻拉。

4

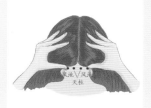

Step 5：双手拇指放在天柱穴（后发际旁两厘米处，左右各一）按压半分钟，然后转向风池穴（枕骨之下，左右各一个）按压半分钟。

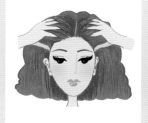

Step 6：揉搓耳垂十次，然后将大拇指放在耳垂后，沿着耳后鼓往上按摩至耳上，两次即可。之后将拇指放在耳上凹下的地方，以此为着力点，其他四指飞快在头顶以"Z"字形按摩。半分钟即可。

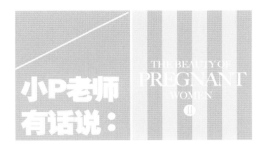

头皮也有老的一天

面部皮肤从 25 岁起开始衰老，头皮从 40 岁起开始衰老。一旦衰老，毛囊就会不断萎缩，而且很少有的新的毛囊出现，最后可能只剩下出生时的四分之一。随着毛囊的减少，头发的数量和生长速度也不可避免地锐减。护肤可以帮助面部皮肤延缓衰老，按摩则可以帮助头皮延缓衰老。

如何挑选纯天然护发产品？

我们常说，养发护发要安全有效，所以要选用纯天然产品。天然不是指没有经过人为处理或自然发酵，而是指它取材自大自然，不是人工合成的。比如芦荟产品，芦荟是取自天然，但在它成为产品的过程中，依旧需要一些化学元素的帮忙和人工处理。

现在我来说说哪些植物成分是具有护发作用的，以后在挑选洗护产品的时候，可以拿来参考和借鉴。

椰子油

椰子油不仅能在头发表面形成隔离水分的油性膜，还能渗透头发。在洗发之前，先用椰子油涂抹发丝，其形成的油性膜可以阻挡水分进入角蛋白，而且深入头发的椰子油也会降低角蛋白的膨胀度。如果买不到地道的椰子油，可以退而求其次，买含有椰油成分的护发产品。

洋甘菊

它算是植物系列中的大明星，曝光率非常高，常常在保湿舒敏的护肤品中见到。同样，它优秀的舒缓保湿功能对头皮也有帮助。可以减少头屑的产生，改善头皮经常瘙痒的状况。

山茶花

我们的祖先很早以前就在用山茶花籽榨出的油来保养皮肤了。这种油不容易氧化，可以在头皮形成一张保湿膜，而且它含有的丰富的油酸可以修复干枯的发丝，让头发更加顺滑。

阿甘油

它还有个名字叫"摩洛哥坚果油"。它不仅含有比橄榄油还丰富的维生素 E，还含有大量的不饱和脂肪酸，能营养和修复受损的毛囊。除此之外，阿甘油不油腻，还有不错的防紫外线功能，特别适合哺乳期的妈妈使用。

鳄梨油

鳄梨，也许称呼它为"牛油果"或"酪梨"更容易被知晓。鳄梨油最出名的是修复因烫染受损的发丝，不过孕妇禁用，哺乳期的妈妈可适量使用。

还有一点需注意，在购买纯天然护发产品的时候，不要只看产品包装上是否有"纯天然"或"植物系列"几个字，还要看后面的成分表，查看其中是否有取自天然的植物成分哦！

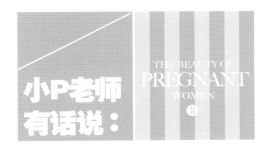

小P老师有话说：

THE BEAUTY OF PREGNANT WOMEN

头发、头皮也要防晒

我们知道皮肤会被晒伤，而头皮也属于皮肤，自然不例外。在紫外线最强烈的时候，打伞、戴帽子都是很好的选择。或者选择一些具有防晒效果的护发产品，比如含有水杨酸辛酯或对氨基苯甲酸的产品。

要出门了，发型帮你加分

到了终于能出门的时候了，可一头长发不能染、不能烫，一点型都没有。头发软趴趴垂过肩膀，看上去无精打采，整个人也减分了。要不绑起来吧，可孕期和月子期吃出来的"大脸"就会暴露无遗，一眼就能看出来刚生完孩子。

"我也想当辣妈！"

我听到你的心声了。让以下这几款发型来帮你加分吧。学会这三种发型，即使不染、不烫，头发也能有百变造型。

1）减龄麻花丸子头

Step 1：将头发分批从发尾倒梳到发根，让头发看起来蓬松。

Step 2：扎一个马尾，稍高一点。

Step 3：将马尾一分为二，分别编成三股麻花辫。

Step 4：将其中一根麻花辫绕着皮筋盘起来，用小黑夹固定。

Step 5：将另一根麻花辫反方向盘起来，用小黑夹固定。

Step 6：喷点发胶固定发型，然后在丸子头的下面装饰一枚漂亮的大蝴蝶夹。

LOVELY

Step 1：将部分头发扎成马尾。

Step 2：用手将皮筋上方的头发分成两束，然后将马尾的发梢从两束头发中间穿过。

Step 3：将所有头发扎起来。皮筋的位置应该在靠近肩膀的地方。

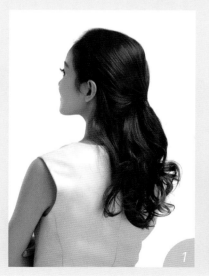
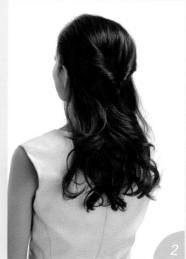

Step 4：将头发从外面塞进上面的皮筋里，用小黑夹固定。

Step 5：在固定处装饰自己喜欢的发夹。优雅的公主气质油然而生。

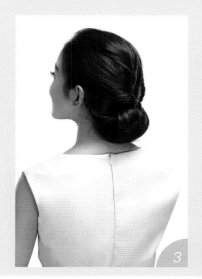

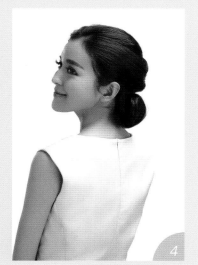

Step 1：从头顶处抓起部分头发，从上到下编麻花辫。

Step 2：在大概与耳朵上方平行的地方扎好。

Step 3：将编好的头发和剩下的所有头发扎成马尾。

Step 4：在绑皮筋的地方装饰一枚自己喜欢的发夹，以大一些、有垂坠感的布质或蕾丝发夹为最佳。

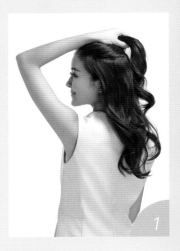

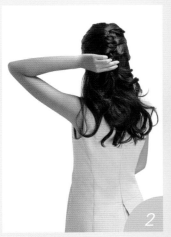

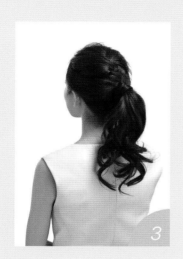

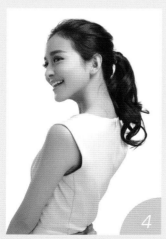

小P老师
有话说：

THE BEAUTY OF
PREGNANT
WOMEN
II

关于头饰那点事

头饰对于头发来说绝对是点睛之笔。不过对于不同的脸型，在头饰的挑选方面也有所不同。如果脸型较窄、偏瘦、额头偏宽，可以选择宽发带或头巾；脸型偏圆，可以选择一些可爱的发夹；额头较窄，脸部较宽，一定不能走少女风，要选择沉稳内敛的发饰，且要避开会让额角露出来的发箍之类的发饰。除此之外，妈妈们也可以选择自己喜欢的帽子，不仅防晒，还方便造型。

想健康染发？试试自制染发剂

"实在想换个发色，换种心情，哺乳期难道染一次头发都不行吗？"

行啊。我之前说过，染发可以，但颜色跨度不宜过大。我之所以建议哺乳期的妈妈暂时不要去染发，主要是担心新妈妈对染发剂和烫发药水过敏。而且染烫之后的头发接触到宝宝，也可能会伤害宝宝的皮肤。

如果你很想染发，我倒有个不错的主意——自制染发剂，天然、环保又安全。

自制染发剂最重要的原材料是指甲花，也叫凤仙花、海娜花，你小的时候一定用它过指甲吧。它是一种天然的染色剂，也是如今天然染发剂系列中的主要成分。如果没有现成的指甲花，可以购买指甲花粉。

现在我来教你如何用指甲花粉染发。假设你想把头发染成咖啡色，那就这样做：

准备咖啡粉20克，热水200毫升，指甲花粉50克。

用热水冲泡咖啡粉，搅拌均匀后倒入指甲花粉，不停搅动，直至变得黏稠。将头发洗净后，用梳子将染剂均匀地涂抹在头发上，然后用浴帽将头发包起来。两小时之后，将浴帽摘下，清洗头发。如果颜色较浅，可以重复以上的动作2~3次。

这种自制染发剂最大的好处就是温和。要知道，以指甲花为原料的颜料是可以用来在儿童皮肤上进行彩绘的，它的"脾气"极好，鲜少跟皮肤发生"冲突"——产生过敏症状，也不会伤害发质。但它最大的缺点就是附着力差，导致染发的过程非常久，并且停留在头发上的时间也不过一个月左右，效果当然也不如人工化学染发剂好。不过给新妈妈"解解馋"足够了。

需要提醒妈妈们的是，调和染发剂的器皿最好是玻璃、瓷器质地的，避免使用不稳定的铁制品。每次染发使用的量，要根据自己的发量、头发长度来调配，上述配方中的量是适合短发的量。还有一点至关重要，患有蚕豆症的妈妈或宝宝，一定不要碰指甲花。尽管患有这种遗传性疾病的人很少，但我也要强调一下。指甲花中的指甲花醌会让蚕豆症患者产生溶血反应，危及生命，一定要小心。

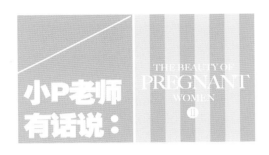

小P老师有话说：

THE BEAUTY OF
PREGNANT
WOMEN

指甲花粉配色表

熟地 + 杜仲→咖啡色，多次染可变黑色

何首乌 + 熟地→黑色

普洱茶→咖啡色

咖啡粉→咖啡色

洛神花→近红色

红酒→酒红色

注：以上所有色彩都要有指甲花粉的配合，我就不一一特别指出了。

THE BEAUTY OF
PREGNANT
WOMEN
II

3

chapter

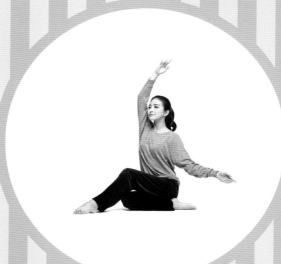

美体篇

女人的身体是最需要呵护的，尤其刚生完宝宝，从内至外都有不小的"损伤"，稍不留神就会受到伤害。长辈们常常念叨"不要洗澡，千万别着凉"也不是没有道理，多听老人言，总不会吃亏，但还是要秉承相信科学的理念，盲目迷信可能会适得其反。

大部分新妈妈的困扰点都在身材走形上，尤其是腹部的脂肪堆积和微微松弛的皮肤，看着心里就不爽。别害怕，就算为宝宝忙碌不已，无法抽空参加瘦身活动，也能在家中轻松瘦身，更可以试试懒人塑身法让自己恢复迷人身材，期待自己和宝宝一起走进别人艳羡的目光中吧！而且一定要保持足够的自信，每个妈妈都是美丽的，因孕育而美，不要先打消变美的念头，"懒惰"是会上瘾的。

宝宝在子宫里安全地度过了 10 个月，终于落地跟你相见。一时间，你的内心五味杂陈，除了按捺不住的喜悦与激动，还有对自己母亲的强烈感恩和思念。从这天起，你就是妈妈了，是怀中小生命的依靠。可当这些激烈的情绪回归平静之后，你开始慢慢发现："我的身材变样了。"

是的，变样了！最明显的是肚皮松垮垮，一副大腹便便的样子。你在孕期疯狂补充的营养和激增的食量，一部分被吸收、排出体外，还有一部分变成脂肪停留在你的体内。再加上胎儿一天天成长，子宫一天天增大，你的肚皮也在一天天被撑大。分娩之后，腹壁肌肉一时无法适应宝宝已经离开子宫的状态，呈现出松弛的现状。同样，子宫被撑大以后也一下子难以恢复。这样一来，腹部还是鼓鼓的，就像里面还躲着一个四五个月大的胎儿。

跟随大肚子一同出现的还有"臭名昭著"的妊娠纹。这种由于弹力纤维和胶原纤维受损而造成的纹路，就像雕刻在肚皮上的波浪，一开始是粉色或紫色，最后变成了白色或银白色。看上去缺少了一点美感，让无数新妈妈头疼不已。

仅次于肚皮的是硕大的臀部。臀部变大有两个主要原因，一是孕期脂肪的堆积，二是骨盆的变化。脂肪的堆积一方面受激素水平的影响，另一方面受饮食的影响；骨盆的变化主要表现在骨盆容积变大，这是由于身体为了方便分娩，分泌出了一种可以松弛骨关节之间肌肉韧带的激素。生产之后，激素水平在短时间内无法恢复，所以肥臀还要持续一段时间。如果你产后还疯狂吃喝、补充营养，那肥臀可能还要待得更久。

跟肥臀如影随形的是丰乳。这点对小胸的妈妈来说算是一点福利。生产后，由于乳汁的分泌，胸部会变大，起码提升一个罩杯。但对于胸部本身就很大的妈妈来说，就不那么开心了，因为再大一个罩杯，胸部会下垂得非常明显。

横看竖看，身材都是变差了。不过不需要难过，哺乳期结束后，身材会有相应的恢复，再加上我之后传授给你的些许微薄建议，可以让你尽快摆脱臃肿。

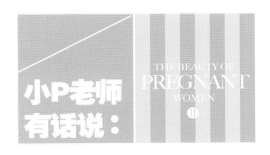

小P老师有话说：

THE BEAUTY OF PREGNANT WOMEN

产后体重会不会减轻?

体重肯定比你临产前轻，而且一般来说（以婴儿出生时体重大于或等于4公斤为例），至少会轻5.4公斤。这5.4公斤里包括宝宝的体重、0.5~0.9公斤的胎盘和0.9公斤左右的血液和羊水。而且在月子期，体重还有望减轻。因为你的身体已经开始排出孕期储存的多余的水分，以及孕期体内多余血液形成的液体。你会发现，每天小便的次数和量都有所增加，出汗也多。理论上讲，多余的液体排尽后，体重会减轻2公斤左右。

不过，要恢复到你产前的水平，还需要一段时间，这要看哺乳期的饮食状况、运动状况和个人体质。

2 按摩腹部，帮助子宫恢复

从宝宝离开子宫的那一刻，新妈妈就踏入了漫长的身体恢复过程。最明显的当然是子宫。那个"小房子"让宝宝住了10个月，面积随着宝宝逐渐变大而不断增加，最后竟然比原先大数十倍。

变大的子宫为了让宝宝住得更加舒适，会同时变得又厚又软。当宝宝快出世的时候，子宫开始不断收缩，以便将宝宝以及胎盘挤出。宝宝出世后，子宫还在进行收缩运动，力图要将体内多余的血液排出体外，也就是我们熟知的"恶露"。经过4~6周的努力，子宫会在收缩的帮助下慢慢恢复原状。

这就是为什么宝宝已经离开子宫，可新妈妈的肚子看起来还是那么大。所以，子宫的良好收缩，不仅关系到子宫的健康，还关系到新妈妈的身材。不管出于哪种目的，作为新妈妈的你一定要让子宫尽快恢复。

我现在要提供一个腹部按摩的方法，好帮助子宫完美恢复。

第一步：平躺在床上，头枕枕头，双手放在胸部下方，两个大拇指相对，其余四指朝下。从肚脐开始向下推，大约10次。

第二步：以单手在小腹部位顺时针方向按摩，大约10次。

顺产的妈妈，产后第二天就可以进行这个简单的按摩。这个动作除了可以帮助子宫收缩外，还可以帮助肠蠕动，让大便更畅通。如果腹部还有疼痛，可以用热水袋热敷几分钟，然后再进行。如果是剖腹产的妈妈，则需要等伤口不痛之后才能进行。如果担心的话，可以等到拆线之后再进行。每天2次。等到恶露排尽、大便正常之后，缩减为1日1次。

Q 怎么知道子宫是否收缩恢复好了呢?

A 可以通过两个方面来检查,一个方面是恶露,恶露的排出大约会持续六周左右,颜色由鲜红变成暗红,然后逐渐变成深黑色、白浆色,最后变成白色。如果产后两周还在排除红色恶露,需要到医院就诊,查看子宫的恢复情况;另一个方面可以靠摸,刚生产完的子宫,可以从肚脐处摸到子宫底,大约两周之后,就摸不到了。如果还摸得到,就要去医院就诊,查看是否有子宫肌瘤。

Q 产后如果不好好养护子宫,会引发哪些疾病?

A 北京和睦家医院资深护理专家徐玉梅老师:

如果不好好护理,最严重的情况是子宫脱垂,但是这种情况现在很少发生。只有过去那些生完孩子,然后马上进行体力劳动的人容易出现这种情况。

3 一呼一吸，锻炼腹肌

生产完了下地走走，照照镜子。天哪，这么大的肚子什么时候才能消失？你开始急于向有经验的妈妈取经，结果她们捏着肚子上的肉说："看看，就算腰围变小了，肚皮也没有弹性了，就这么松垮垮的。不要指望能跟从前一样了。"你又失望又恐惧，难道以后就都这样了吗？那怎么穿低腰裤、紧身衣，怎么穿比基尼呀！

不，不！你不能只看那些肚子没有变回平坦的妈妈的样子，这对那些产后坚持锻炼，成功变回从前凹凸有致身材的妈妈不公平。那些坚持锻炼的妈妈，可是从产后第二天就开始运动了呢！当然，所谓的运动不是跑步、跳绳之类的剧烈运动，而是可以在床上完成的运动。

现在，一起来学习床上就可以做的锻炼腹肌的小动作吧。

第一步：拿开枕头，平躺在床上。双腿并拢伸直，两手平放在身体两侧。

第二步：慢慢吸气，先让气充满胸部，感到胸部扩张，然后缩进小腹，屏气2秒钟。然后慢慢呼气，感觉胸部的空气都排出体外。如此重复5~10次。

这个动作看似简单，却能增加肺活量，强健腹肌。只要坚持两个月，每天做两回，就能看到效果。同样，只要能下地站立，也尽量收腹，不要前倾。

当然，这是对于自然分娩的妈妈而言。如果是剖腹产，最好等到伤口愈合之后再做。在愈合期间，可以下地多走走，一来防止伤口粘连，二来帮助盆底肌肉、腹部肌肉力量的恢复。

如果你还想要回从前平坦的小腹，千万不要偷懒哦！

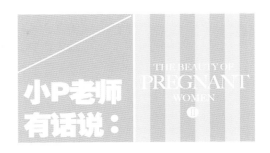

小P老师有话说：

THE BEAUTY OF PREGNANT WOMEN

哪些产妇不适合做这些小动作？

尽管这些动作简单、舒缓，但也不代表所有产妇都能做。那些贫血、过度虚弱、伤口剧烈疼痛、头晕、发烧、血压高，患有心脏病、子宫炎、产后并发症、乳炎等疾病的产妇，不适合产后立刻投入锻炼。等到体力恢复，疾病得到控制后再锻炼也来得及。

腹带要用对

大概还没生产的时候，妈妈们就开始为产后塑身做准备了，腹带就是收腹必备工具之一。不过对腹带的评价真是褒贬不一。褒扬的人认为腹带起到了外力托举、挤压腹部肌肉的作用，可以在一定程度上达到收腹的效果；而贬斥的人则认为，腹带会"增加盆腔器官脱垂和尿失禁的发生率"。新妈妈好纠结，到底该不该用呢？

关于这一点，我请教了和睦家医院的专家。专家给出的建议是：可以用，但不能长期使用，当肌肉力量恢复之后就不要继续使用了。

这就涉及腹带如何使用的问题。在解决这个问题之前，我们先来认识一下腹带吧！

腹带有医学腹带和非医学腹带。一般在剖腹产后，大多数医生会为产妇使用腹带包裹腹部，目的是促进伤口愈合。大约在一周后，伤口愈合，腹带就不再需要了。专业的医学腹带是没有弹性的，两侧有很多布条，从耻骨开始一直到乳房下方，两侧布条相互缠绕，螺旋式向上进行包裹。

除了剖腹产外，医生也会对体型过瘦或内脏器官下垂的产妇使用腹带，为的是能靠外力托举内脏。当内脏归位之后，就会停止使用腹带。

非医学腹带，就是我们常见的一些高弹力腹带、塑身内衣等。这些产品中的大部分只会单纯地包裹腰腹，位置在胸部以下，耻骨以上。医学专家认为，这种没有超过耻骨的腹带对盆底器官反而是一种威胁。当新妈妈绑着它咳嗽或提重物的时候，腹压增高，腹带会将压力传导到盆底，反而容易让盆底器官脱垂。

所以，在选择腹带时，要么咨询医生，从医院购买专用腹带，并请教医生绑腹带的正确手法；要么使用超过耻骨的弹力腹带。

还有一点非常重要，腹带的松紧度应该适中，不能为了追求快速瘦腹而使用过紧的腹带。腹带过紧，会影响血液循环、呼吸和消化系统。新妈妈正处于哺乳期，拥有一个健康的消化系统对自己和对孩子都非常重要。

除此之外，腹带不能一天24小时都使用，更不能一用就是半年之久。一般而言，医生会建议使用6周，每天最长使用12小时。长期使用，肌肉会出现失用性萎缩，即由于肌肉自身不收缩或收缩力度减弱而导致的肌肉萎缩。

腹带如果用对，对防止内脏下垂、内脏归位和收腹还是有一定效果的。但不能只依靠腹带，加上适度的运动会更靠谱一些。

小贴士

Q **腹带不能产后立刻就用。**

A 不管是自然分娩还是剖腹产，都最好在恶露排尽之后再使用。如果产后立刻使用，会影响恶露的排出。而且在挑选腹带的时候，要选择透气性好的材质，比如棉质的腹带，以免阻碍汗液的排出和蒸发，防止皮肤过敏。

跟洗头一样，产妇洗澡也是长辈们三令五申要禁止的，原因五花八门，比如生完孩子骨节容易受风，洗澡会让邪风入体；又说洗澡会导致痛风，有可能一辈子都好不了。这些"老人言"就像绳子一样绑住了产妇的身体，让产妇只能被迫躺在床上，任由身体被各种味道覆盖。

其实，产妇本来就多汗，汗液停留在皮肤上得不到清洗，助长了细菌的滋生，不仅自己觉得黏黏的不舒服，就连给孩子哺乳时的卫生状况也难以保证。除此之外，乳汁不断分泌渗出，身下还有恶露在排，各种味道混在一起，新妈妈想舒服都难。

现代医学指出，自然分娩的妈妈在产后第二天就可以用热水淋浴。身体过虚的产妇，可以选择用热毛巾擦拭身体。夏天进行剖腹产的妈妈在产后第三天就可以用热水淋浴。你肯定会担心伤口，现在剖腹产大多会用防水胶布来覆盖伤口，所以洗澡没有问题。如果很担心的话，这期间可以用热毛巾擦拭身体。

还有几点需要注意：

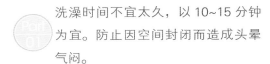

洗澡时间不宜太久，以 10~15 分钟为宜。防止因空间封闭而造成头晕气闷。

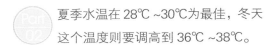

夏季水温在 28℃~30℃为最佳，冬天这个温度则要调高到 36℃~38℃。

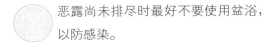

恶露尚未排尽时最好不要使用盆浴，以防感染。

尽管冬天只需要一周洗一次澡，但是阴部要每天清洗，并保持干燥。

产后洗澡，不仅符合哺乳期的卫生需求，也可以缓解因分娩造成的疲劳，让新妈妈从身体到精神都清爽舒适。

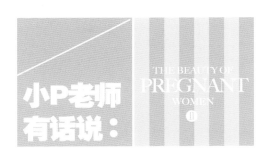

小P老师有话说：

THE BEAUTY OF PREGNANT WOMEN

洗澡也有讲究

无论天气再热，产妇洗澡的水温都不能低于 28℃，就更别提用冷水冲澡了。在气温比较温暖的春、夏、秋三季，白天或晚上都可以洗澡。但在冬季，洗澡最好安排在温暖的午后。还有，在过饱或过饿的状态下都不适宜洗澡，吃完饭一个半小时到两个小时后洗澡为佳。

6 在床上就能做的瘦身操

　　快速瘦身是大多数新妈妈的心愿，可处于月子期，新妈妈连下床的机会都很少，更别提减肥了。在长辈的悉心照顾下，新妈妈吃喝、喂奶都在床上。有的妈妈心疼女儿，恨不得拿个便盆，让女儿连大小便都在床上解决。总之一个原则，不能下床。这可糟糕了，不要说已经胖乎乎的产妇了，就是一个体型苗条的人这样躺一个月，也会变胖。

　　现在不用烦恼啦，我推荐几个帮助瘦身的动作给新妈妈。这些动作简单易学，而且在床上就能做。

动作一：重塑肩颈线条　　SHOULDER & NECK

Part 1: 平躺在床上，不要枕枕头。双手放在体侧，掌心向下。身体放松，慢慢抬头，尽量靠近胸部，同时收紧小腹。保持 3 秒钟，慢慢躺下。重复5~20 次。每日两回。

这个动作的关键是：除了头部、颈部之外，身体的其他部分都不要动。自然分娩的妈妈，大概第四天就可以做这个动作。剖腹产的妈妈要等伤口不痛之后才可以。

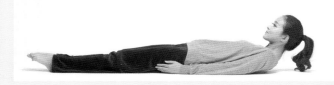

1

动作二：紧致小腹　　　**BELLY**

Part 2: 平躺在床上，不要枕枕头。双手放在体侧，掌心向下。双腿并拢伸直。收腹。将右腿抬高到与躯体垂直，然后慢慢放下，再换另一边。如此重复 5~20 次。每日两回。

自然分娩的妈妈，从第五天开始可以做这个动作；剖腹产的妈妈等伤口不痛再做。这个动作可以帮助小腹恢复平坦，并加强腿部、臀部的肌肉力量。

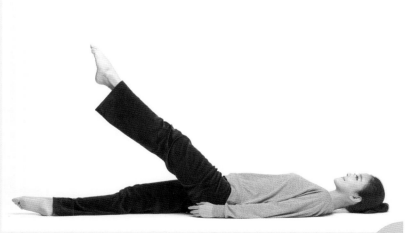

2

动作三：修复下半身肌肉 **LEGS**

Part 3: 依旧是平躺的姿势，不枕枕头。双手放在体侧，掌心向下。收腹。屈右腿，并尽量让膝盖靠近胸部，脚跟与臀部接触后慢慢伸直放下，再换另一边。重复 5~20 次。每日两回。

天天坚持，即便已经出了月子期也要继续坚持。

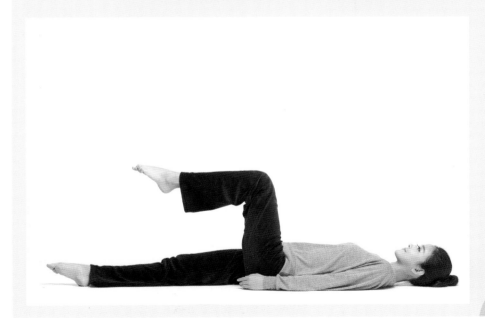

2

Q **月子期能游泳吗?**

A 北京和睦家医院资深护理专家徐玉梅老师:

月子期间一般不建议游泳,最好等产后 6 周医生复查,证明身体完全恢复以后再游泳。

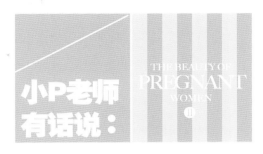

小P老师
有话说:

THE BEAUTY OF
PREGNANT
WOMEN

月子期不能进行剧烈活动

在松弛素的影响下,月子期妈妈的所有关节和韧带都在松弛状态。如果这个时候做剧烈运动,比如跑步、跳绳、跳舞等,有可能会拉伤韧带、扭伤关节。游泳更要小心还没愈合的伤口,我建议还是先问问医生吧!

7 这样做，缓解产后便秘

大约有三成的新妈妈会遭遇便秘。新妈妈产后本来就虚弱，精神状态很不好，加上便秘，就更加烦躁。

要想跟便秘说拜拜，就要从饮食和运动上一起着手。

不要一提起运动就皱眉，不是建议你出去跑步，只是想鼓励你下床走动，不要总保持一个姿势。自然分娩的妈妈，产后 6~8 小时就可以坐起来、慢慢翻身、调换睡姿或坐姿。第二天就可以下地走动，来回走 10 分钟左右，以不感到疲劳为宜。如果是剖腹产的妈妈，第二天也可以下床走动，只是要调换睡姿就不那么容易了。

同时可以做一些提肛运动，比如凯格尔练习，具体方法我会在之后骨盆恢复的内容中提到。据有效统计，通过凯格尔练习，80% 的妈妈便秘症状可以缓解。

饮食方面，我推荐 3 道汤品：

芹菜茭白汤

将 100 克茭白和 50 克旱芹放入水中熬煎，每天喝 1 小碗。

油菜汁

将新鲜的油菜洗干净，榨成汁，每次喝 1 小杯，每天 2~3 次。

茼蒿汤

将 250 克茼蒿熬成汤，每天喝 1 碗，连续喝 7~10 天。

便秘症状消失后，即可停止。

我希望新妈妈能尽快摆脱这种苦恼。但即便是便秘，也不要因此而影响心情，因为它迟早会好。不要因为会变好的事情而为难自己。

小贴士

Q 产后为什么会便秘呢？

A 新妈妈在分娩的时候，胎儿压迫直肠。分娩之后，压力骤失，肠腔扩大，造成大便滞留。而分娩之后的新妈妈因为消耗了太多精力，腹部肌肉和盆底组织松弛，完全使不上力。再加上肠道蠕动变慢，肠内的残渣一直无法排出，久而久之水分被吸干，大便就变得非常硬，这一系列的变化造成了便秘。如果新妈妈长期卧床休息，那便秘会更加严重。

身体矫正关键期

从传统意义上讲，从第 5 周开始，已经不算月子期了，对新妈妈的要求会有所放松。但从现代医学上来讲，产后 6~8 周都属于产褥期，月子期不过是产褥期的前 30 天而已，这仍然是一个需要谨慎对待的时期。

从第 5 周开始，新妈妈的身体又有了变化。理论上讲，这个变化应该是好的——恶露已经变成无色、子宫内膜复原、子宫基本恢复、耻骨开始愈合，身体的整体状态正朝着孕前水平进发，是值得欣喜和期待的一个时期。

这个时候，肌肉力量的训练逐步成为重点，大致可以分为腰腹部训练、臀部训练、会阴部训练、肛门训练。

除了肌肉之外，骨盆、耻骨的训练也尤为重要。新妈妈的骨盆由于分娩而变得宽大，耻骨联合则为了分娩而分离。所以矫正骨盆、耻骨联合，就要在产后 5~8 周这段时间进行。耻骨联合会慢慢恢复，但如果骨盆不加把劲矫正的话，很有可能就从此定型，以后就要跟大屁股做一辈子好朋友了。

接下来的医生建议中有一些训练和矫正的方法，希望能对新妈妈们有所帮助。

小贴士

Q **什么是耻骨联合分离？**

A 耻骨是骨盆在前端中央的两片骨头。这两片骨头并不是牢牢靠在一起，它们中间有韧带构成的纤维软骨性组织连接。耻骨及中间连接部分构成的整个区域叫耻骨联合。分娩的时候，耻骨联合区域会相应松弛，方便胎儿娩出，这叫耻骨联合分离。

正常情况下，耻骨联合分离小于 9 毫米。这个宽度对于孕产妇来说没有什么太大的感觉，只是会隐隐作痛，但不明显。一旦分离宽度超过 9 毫米，疼痛感就会加剧，这被称为重度耻骨联合分离，需要就医。

腰背部训练

背痛、腰痛是很多新妈妈会面临的问题。不管是坐着、躺着，还是抱着孩子喂奶，腰背都有一种酸痛感。最可恶的是，无论怎么变换姿势，酸痛感都如影相随。有的时候请老公帮忙按摩一下背部，疼痛感会稍稍缓解，可过一会儿又一切如故。如果天天按摩，还算有效。可没法保证老公每天24小时随时在身边待命。

你现在埋怨"谁都靠不住"，那就靠自己吧。我来为你推荐两个简单的动作，不仅能减轻腰背的酸痛，还能塑造腰背曲线。

动作一：

Part I: 双腿跪地，双手撑地，脚尖朝后。让大腿和地面呈90°，双臂和地面呈90°，保持背部平直。吸气，臀部尽量向上翘起，同时抬头，背部下弯；呼气，臀部内缩，尽量弓背。这样一呼一吸，进行5~10次。

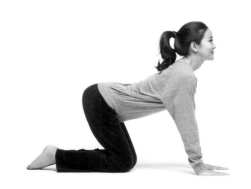

1

动作二：

Part 2: 靠墙站立，双脚分开与髋同宽，并向前推，让腰背部着力。收腹，慢慢下蹲，腰背紧紧靠着墙壁，大腿和墙面呈45°即可。保持这个姿势5~10秒，然后慢慢站起。如此重复10次为1组，以3组为宜。

以上两个动作，每天做两回。

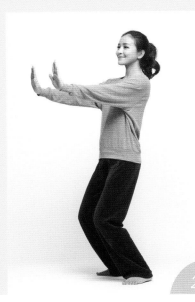

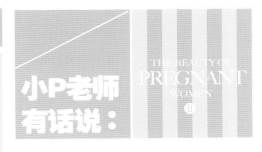

小P老师有话说：

THE BEAUTY OF PREGNANT WOMEN

为什么腰背会酸痛？

在怀孕期间，随着肚子一天天变大，腰背肌肉的负担比从前增大了2~4倍。它为了拉住大肚子不下垂，要使出超大的收缩力，想让它不酸痛都不行。等到生产之后，大肚子虽然有所缩减，但肌肉形成的记忆还在，加上新妈妈长期保持一个姿势，腰背酸痛会持续一段时间。对于那些没有运动经验的新妈妈来说，腰背酸痛的程度可能要高一些。对于那些常年运动、劳动的新妈妈而言，腰背酸痛会弱很多。但是，剧烈疼痛也可能是不正常的，需要就医。

3 骨盆的恢复

　　经常有人调侃体态臃肿的人："你看你的大屁股，就像生过孩子一样。"新妈妈臀部变大是事实，但只要坚持矫正骨盆，也一样会有迷人的身材。不过这是个较为漫长的过程，需要一定的耐心和毅力。所幸矫正过程并不复杂，一个动作就能搞定。

　　这个动作在医学上叫"凯格尔练习"，是一项骨盆底肌肉的练习方法，由20世纪40年代的妇科医生阿诺德·凯格尔创立。矫正骨盆，主要是针对骨盆底肌肉。因为骨盆底肌肉一旦失去力量，过度松弛，就可能出现压力性尿失禁、子宫脱垂等问题，同时也没有力量来收缩骨盆。

　　这个动作说起来很简单——收紧并提拉阴道和肛门，但做起来很可能会连臀部、大腿一起收紧，这样是错误的。为了让你更好地掌握这个动作，我只能比较直白地来诠释它，试着在小便的时候，突然停止，记住这个收缩的感觉，它就是阴道和肛门的收缩。或者在想放屁的时候忍住，这时候也在收缩阴道和肛门。

　　我不得不多啰唆几句，在做这个动作的时候，身体的其他部位都是放松的，特别是臀部、腹部。为了检查你是否做对了，可以把手放在小腹上，如果小腹变硬，就证明用错力了。

收紧和提拉的动作持续 10 秒钟，然后放松几秒钟后再收紧。每天做 3 回，每回 3~4 组，每组 10 次。

这个动作没有练习期限，你可以坚持做下去。它不仅能帮助你矫正骨盆，还能恢复阴道的弹性。

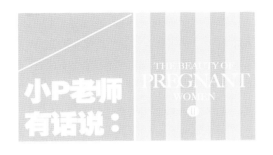

小P老师有话说：

THE BEAUTY OF PREGNANT WOMEN

骨盆带可不可以用？

我曾问过和睦家医院的专家这个问题，专家给我的答复是："我个人不推荐使用，因为骨骼不像肌肉，很难靠某种弹性外力就能让它收缩。"不过日本医疗界对骨盆带有着非常执着的好感，并在大量的调查中证实了骨盆带的确是有效的。对于这一点，我持保留态度。新妈妈可以买来试一试，但有没有效果，我无法拍胸脯保证。

4 拯救产后大粗腿

产后双腿只能用一个字来形容，粗！不忍直视的粗！让人痛心疾首的粗！看着从前的热裤都变小，只能提到大腿就再也上不去，心里好烦躁。

不要这样痛恨双腿上的脂肪，如果不是它们不断积累来支撑你庞大的身躯，如果不是它们来填补你高热量的消耗，你怎么能健健康康生下小宝宝呢。

动作一：屈伸腿

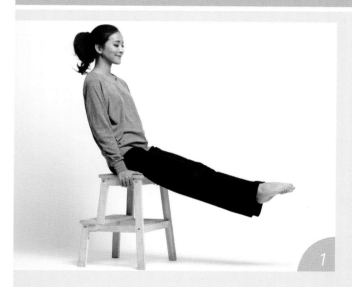

Part 1: 坐在椅子或床边，端正上身，并拢双腿，双手托在椅子或床边，尽量抬高双腿，并保持 10 秒，然后慢慢放下。如此重复 30 次，每天两回。等到腿部肌肉有力之后，可以逐渐增加次数和难度（比如在双腿中间夹一只枕头）。

Part 2: 保持站立姿势，进行原地踏步，只是大腿要抬高到跟躯干呈 90°，双腿轮换。每天这样踏步 20~30 分钟。产后三个月，可以将大腿抬得更高一些，以增加难度。如果有条件，可以买一个简易的运动踏板，或者干脆在小区找个台阶来上上下下也可以。

不要沮丧！先平衡心态，然后仔细听我介绍一些瘦腿的动作吧！只要每天坚持，不了多久就能看到效果。为了能穿上从前的衣裤，千万不能偷懒哦！

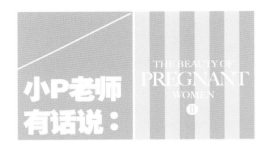

小P老师有话说：

THE BEAUTY OF PREGNANT WOMEN II

动作二：高抬腿运动

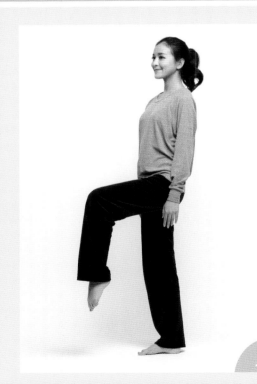

2

腿部标准尺寸公式

为了增加你瘦腿的动力，我给你一个计算腿部标准尺寸的公式：

大腿的标准尺寸 = 身高 × （0.29~0.3）厘米

小腿的标准尺寸 = 身高 × （0.2~0.21）厘米

脚踝的标准尺寸 = 身高 × 0.118 厘米

5 妊娠纹大作战

做妈妈是件很酷的事，可一朝分娩，肚皮就变得松松垮垮，从前紧致的小蛮腰变成了"橘皮"堆积的一团"松肉"。"这该死的妊娠纹，我该怎么办呢？"在解决这个问题之前，我们有必要知道妊娠纹是如何形成的。

妊娠纹如何形成？十有八九的人会回答"怀孕把肚皮撑裂了呗"。

其实迄今为止，对于妊娠纹形成的原因都没有一个统一的口径，肾上腺皮质激素是靠谱的理论。

早在20世纪50年代末期，现代医学的研究者们就发现，妊娠纹的出现跟皮肤的拉伸与收缩没有直接的关系，真正在妊娠纹的形成中起到关键作用的是肾上腺皮质激素。肾上腺皮质激素具有抑制皮肤中弹性纤维生长的作用，同时还能起到促进弹性纤维分解的功效，从而让皮肤失去部分弹性，导致体表出现纹路。准妈妈们在怀孕期间，体内的激素会疯狂飙高，也包括肾上腺皮质激素。

要防止妊娠纹的出现，最实用的方法就是控制体重。把怀孕后体重增长的幅度控制在16公斤以内，不仅可以帮助产后更快塑身，还能有效减少妊娠纹的出现。

还有以下方法对付妊娠纹：

按摩

这个周期要比较久一些，从怀孕三个月开始，到产后三个月，都要持续不断地进行腹部按摩，可以配合一些油制品，比如橄榄油、杏仁油。但要注意的是，橄榄油、杏仁油最好是植物油，能入口，这会相对安全一些。

适度运动

你要以为是让你产后运动就错了，一切对美丽的要求都是从早期开始着手，就像我在 20 岁的时候就已经在为抗衰老下功夫了，所以，从你有了当妈妈的念头开始，就要努力运动，每天做 30 分钟到 40 分钟的有氧运动，可以增加皮肤的弹性。怀孕之后也可以选择适合孕妇的运动，比如散步、瑜伽，千万不要一怀孕就变成皇太后，恨不得上个厕所都有人抬着。一直坚持运动，生产之后，妊娠纹也会少许多。

激光

射频脉冲染料激光是如今美容医学界最常用的祛除妊娠纹的手段，名字听起来有些吓人，可效果却非常理想。激光可以修复受损的纤维，甚至可以让纤维重生来减少妊娠纹的宽度和长度，从而达到祛除妊娠纹的目的。它非常安全，没有痛苦，不会有色素沉淀，也不会有红肿、脱皮的情况。治疗完后可以像平常一样洗澡，使用护肤品，一点都不影响正常生活。唯一的缺点是治疗次数有点多，通常需要3~5次，每次20分钟左右，每隔3~4周治疗一次。当然，具体疗程要跟医生沟通后才能确定。要提醒大家的是，一定要选择正规医院。

妊娠纹大作战

医生建议

Q **如何预防妊娠纹？治疗妊娠纹的方法有哪些？**

A 北京和睦家医院整形外科专家陈家荣老师：

伸展运动、轻度按摩以及健康的饮食习惯都能帮助减轻妊娠纹的严重程度。尽管一些护肤品及橄榄油被普遍认为可以预防妊娠纹的形成，但是 2012 年发表的一项系统研究表明，目前并没有证据足以说明以上措施可有效预防妊娠纹。

关于治疗妊娠纹的方法，目前，许多研究在外用皮肤药膏的功效上仍存在分歧，因为关于外用皮肤药膏功效方面的临床信息仍然十分有限，包括 0.1% 维 A 酸乳膏与其他乳液、保湿霜联合治疗的功效，并不确定是否对每个人都有效。任何一项治疗措施的功效都具有主观性。

还有治疗妊娠纹的激光疗法，不同类型的激光疗法具有不同的治疗效果。脉冲染料激光能够治疗红色瘢痕，但如果肤色较深，黑色素会更易沉积。激光分段换肤法则利用微创激光技术，在皮肤表层创造无数微细点破损，一般需5至6次治疗，用以刺激表皮的再生及深层胶原蛋白的增生，从而改善瘢痕组织及皮肤外观。

除此之外，若产生妊娠纹同时还出现了"多余的皮肤"，可根据严重程度决定是否采用腹部拉皮手术，切除肚脐下方多余的皮肤及脂肪。

6 饮食中的瘦身秘诀

新妈妈为了保证有足够的乳汁，往往会在哺乳期拼命摄入营养和热量，一餐饭可能要喝掉一锅汤，吃掉几碗饭，还有大量肉类。除此之外，还有花样繁多的夜宵和零食。总之，新妈妈在哺乳期的原则只有一个，那就是吃。长辈们做饭的原则也只有一个，那就是催乳。只要能催乳，不管科学与否，统统拿来倒进新妈妈的胃里，这顿吃不了，下顿继续吃。一旦新妈妈露出一些嫌恶的表情，长辈们就会拿宝宝来威胁："你不多吃点，孩子就要挨饿了。"这样的吃法，一两个星期还可以忍受，时间一久就会觉得腻，甚至是反胃。于是，寻找一个既有营养又不会变胖的饮食方案就成了新妈妈哺乳期的新工作。

现在看这里。这里有合理的饮食搭配，不仅营养充足，而且可以控制体重：

（1）清淡少油，热量不缺。尽管产褥期的妈妈需要很多营养，但是在产后一周内的饮食还是以清淡为宜，目的是帮助消化系统的苏醒。一周之后，逐渐增加蛋白质、碳水化合物、脂肪的摄入。

在做菜的方法上，避免油炸、煎烤，多用蒸、煮、炖、焖。

（2）荤素搭配，粗细兼顾。一餐中必须有荤有素，这样才能均衡营养，又不会导致热量超标。隔三岔五吃点粗粮可以帮助消化、改善便秘。

（3）管理饮食，要分阶段。产后第一周以清淡为主，可选取的食品有新鲜蔬菜、精瘦肉、鱼类。

产后第二周以补血、补充维生素为主，可选取的食品有猪肝、猪蹄花生汤。炖汤的时候还可以放入山药、枸杞、茯苓等温补药材。

产后半个月及之后的哺乳期，应以补充蛋白质为主，可选取的食品有鱼汤、排骨汤，里面可以加入少许通草、黄芪等补气中药。

（4）少食多餐。新妈妈一天需要摄入：主食500克，蔬菜500克，肉类或鱼类200克，鸡蛋1~2个，豆制品100克或豆汁、牛奶250克~500克。饭后半小时可以吃少许水果。将这些分成4~5餐，每一餐少吃一点，有利于控制体重。

（5）戒掉零食和夜宵。这两样应该是所有减肥人士要拒绝的东西。保证睡前3~4小时内不要进食。

如果按照这样的方式来控制饮食，并且加上适量的运动，不仅体重不会飙升，还会有所下降。

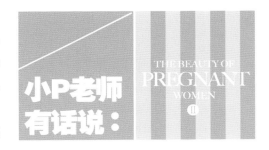

小P老师有话说：

THE BEAUTY OF PREGNANT WOMEN II

哪些食物适合在哺乳期食用？

1. 奶类、奶制品。牛奶中含有丰富的钙，可以预防婴儿的佝偻病。

2. 动物内脏。内脏含有丰富的铁元素，可以补血，预防产后贫血。

3. 红色肉类、贝壳类。这些食物中有大量的锌，能够开发婴儿智力，预防幼儿呆小症。新妈妈多吃这些食物，可以将营养通过母乳传送给宝宝。当然，如果新妈妈有高血脂、脂肪肝等疾病，内脏类食物就要少碰了。

7 *保护好肚脐*

很多新妈妈习惯关注皮肤好不好，腰有没有细，胸部会不会下垂，唯独忽视了人体一个很重要的部位——肚脐。

不要以为肚脐只是为胎儿输送营养的通道，孩子出生后就没用了，其实它连接着内脏，是一条内脏从外界吸取氧气的重要通道。所以，新妈妈一定要抽出时间来对它多多关照。

该如何关照呢？

最重要的是不要让它受风着凉。

肚脐周围是人体的肠胃所在，一旦肚脐着凉，就会出现腹胀、腹泻等症状。所以在凉爽的天气，比如初秋的早晚、夏季微凉的雨后，就不要穿露脐装啦。如果新妈妈想去游泳，最好选择连体的泳衣，先暂时告别比基尼吧。

其次要注意肚脐的卫生。肚脐这样褶皱的部位，很容易积攒污垢，滋生细菌，引起炎症、感染等。所以清洁肚脐跟清洁脸一样重要。即便暂时不能洗澡，新妈妈也要用温水擦拭肚脐周围，切忌粗暴地抠和揉搓，以免感染。

最后，来给肚脐进行一次按摩，这样可以缓解便秘。具体方法如下：

躺在床上，双腿弯曲，脚掌着地。将双手搓热，掌心对准肚脐，轻轻按揉腹部，不要用力向下按压，手也不要离开肚脐。顺时针揉 3~5 分钟，然后逆时针揉 3~5 分钟。每天揉一揉，可以促进肠胃蠕动，帮助消化，促进血液循环。

小贴士

Q 肚脐凸出就一定生男孩吗？

A 民间有流传：凸出的肚脐代表要生男孩，凹下去的肚脐代表要生女孩。这是不科学的理论。肚脐凸出的主要原因是腹内压力增大。一般来说，腹内脂肪过少、子宫前置、胎儿过大而盆腔较小、羊水较多或怀有多胎的孕妇会出现肚脐凸出的情况，跟胎儿性别没有关系。

8 局部瘦身操

大多数女性都有自己的一套瘦身经验，但升级做妈妈后，有些经验就不那么实用了，像是高强度的有氧训练、器械训练、节食等，就无法用在新妈妈身上。幸运的是，当激素水平回稳之后，大部分新妈妈的体重会有所下降。可是，局部的肥胖却是心头噩梦，不管体重如何减少，粗胳膊、大屁股、水桶腰都难以消灭。所以，新妈

1）美化脖子

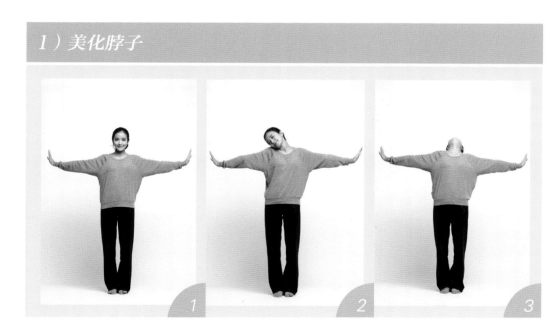

妈的瘦身不能局限在体重上，而应针对局部进行塑形。

　　只要找到了问题，就一定有解决的方法。下面我教大家一些瑜伽动作，帮助新妈妈局部瘦身。每天做，长期坚持就可以重塑线条，有可能变得比你孕前还美哦！

Step 1：盘腿坐地，脊背挺直。

Step 2：左手向上伸直，屈肘，手放在背后的大椎穴。右手拿住左肘，轻轻往右扳，感到左大臂的肌肉在拉紧。保持 5 次呼吸的时间。

Step 3：左手保持上个姿势，右手从背后尽量触碰左手。如果触碰不到，尽力而为就好。保持5次呼吸的时间，换另一边。如此重复 5 次。

2）修饰手臂线条

Step 1：盘腿坐地，脊背挺直。

Step 2：左手向上伸直，屈肘，手放在背后的大椎穴。右手拿住左肘，轻轻往右扳，感到左大臂的肌肉在拉紧。保持 5 次呼吸的时间。

Step 3：左手保持上个姿势，右手从背后尽量触碰左手。如果触碰不到，尽力而为就好。保持 5 次呼吸的时间，换另一边。如此重复 5 次。

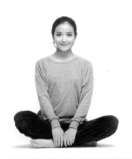

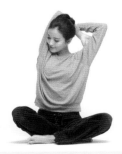

3）紧致腰部肌肉

Step 1：双脚分开略宽于肩，双臂向两侧平伸。

Step 2：左脚稍向内，右脚向右，吸气，头转向左边；呼气，骨盆向左推，腰向右弯。右手触地或抓住右小腿，眼睛看着举高的左手。保持 5 次呼吸的时间，再换另一边。如此重复 10 次。

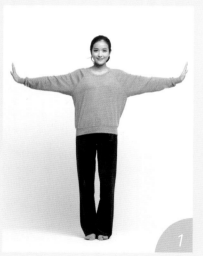

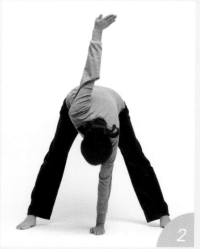

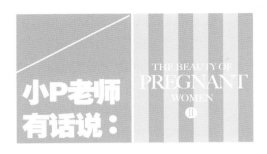

瑜伽动作有要求

这里介绍的美体动作，皆以瑜伽为主，不仅因为瑜伽动作缓和舒展，适宜产后虚弱的新妈妈，更因为瑜伽能从内而外提高身体素质和气质。但是练习瑜伽也有要求：血压高的妈妈要避免低头、弯腰的动作；身体原本有运动伤害，比如有韧带拉伤、肌肉拉伤、骨折等的妈妈，需要在医生的建议下练习；练习完1个小时内不要进食，进食后需等待3~4个小时方能练习；不要过度逞强，在保持某个姿势时若出现肌肉抖动、体力不支，应即刻收功还原。假以时日，身体会慢慢强健起来的。

1 可以制订健身计划了

　　转眼快过去三个月了，宝宝有了明显的成长变化，已经可以跟新妈妈经常出门晒太阳了。而对于一般的职场新妈妈来说，三个月一过，就意味着产假即将结束，要回到工作岗位上了。这时心里不由得要盘算："还剩一个月，我能瘦多少呢？"

　　如果这两三个月都在按照我介绍的方法慢慢运动，那现在的身材应该已经有所恢复，起码肌肉紧致了许多。如果没有坚持也不要紧，就从现在起，开始动起来吧。

　　其实从第三个月起，温和的有氧运动就可以介入了，比如走路、瑜伽。走路是我最为推荐的运动，不仅可以根据自己的心肺功能来调整脚步的快慢，而且它可以让大脑产生令人兴奋的内啡肽，让新妈妈有快乐感，预防产后抑郁。

　　一开始，走路以散步的速度即可，每天 20 分钟。一个星期后，可以改为快走，时间也可增至 30 分钟。等到心肺功能加强后，时间和速度都可以增加。而且，这是一个适合终身坚持的健身方法，不受时间、地点的约束。

如果你孕前有跑步的习惯，且怀孕的时候也在坚持运动，那么现在你可以恢复跑步计划了。但跑步要以慢跑为主，这是由于膝关节在松弛素的影响下变得脆弱，即便三个月的时候已经复原，仍不可大意。每天慢跑时间为20~30分钟，然后每周递增5分钟，逐渐恢复到孕前水平。

至于具有强度的器械训练，我仍不建议急于投入，可等哺乳期结束后再进行。倘若你一直有这方面的运动习惯，可以从低强度器械训练开始，逐渐恢复强度。

好啦，就从今天起，出门走走吧。

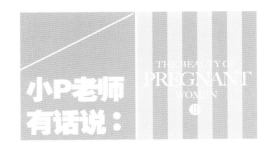

健身球可以使用吗？

产后三个月可以使用健身球，但并不是所有动作都能做，最好请专业教练指导。如果是在家练习的话，应从入门动作做起，并由家人保护和辅助。

2 瘦身瑜伽，瘦出线条

一定要相信，产后只要坚持适量运动，瘦下来只是时间问题。切忌为了瘦而节食。很多妈妈为了尽快恢复苗条身材，刻意减少热量的摄入，让自己时常处于饥饿状态中。不得不承认，节食会瘦很快，但节食后的新妈妈可能也没有足够的奶水喂饱自己的宝宝

动作一

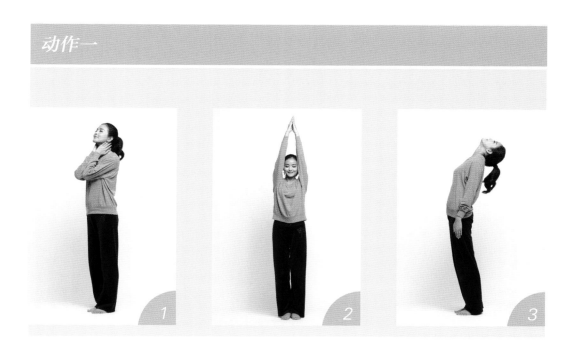

了。不仅如此，自己的身体大概也会出现不良症状：脱发加剧、虚弱、贫血等。这已经不是瘦，而是病了。不要用这么残忍的方式来折磨自己和宝宝，我推荐几个瑜伽动作，每天坚持 10 分钟，就有意想不到的效果。

Step 1：取站姿。轻轻仰头，双手交替拍打颈部 50 下。

Step 2：双臂高举过头顶，双手合十，让大臂尽量在耳后位置。自然、平稳地呼吸 5 次。

Step 3：臀部向前，腰身慢慢向后仰，头自然后垂。自然、平稳地呼吸 5 次，然后慢慢收回。如此重复 3~5 次。

这个动作不仅可以塑造脸部线条，还能加强脊柱，缓解轻微的背部酸痛。

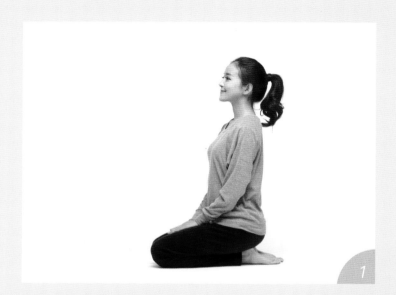

1

Step 1：双腿并拢，跪在垫子上，坐在脚后跟上。

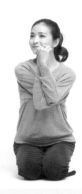

Step 2：双臂向前伸直，手心朝上，屈肘。双臂在胸前交叠，两手腕相对，双手紧扣，就像扭麻花一样。

Step 3：呼气，双臂抬起向后，上身自然跟随向后，头向后仰。自然、平稳地呼吸 5 次后收回 。重复 3 次。

这个动作让你在摆脱"蝴蝶袖"的同时，还能增加腰腹肌的力量。

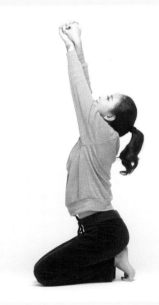

Step 1：双膝跪地，上身直立。

Step 2：双手叉腰。先吸气，然后呼气向后弯腰。自然、平稳地呼吸 3 次，吸气时收回动作。如此重复 5 次。

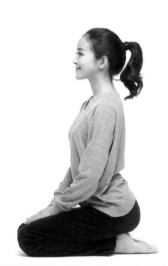

1

这个动作可以提臀、收腹，顺便锻炼背肌。这些动作做起来都不困难，贵在坚持。你要始终坚信，只要肯坚持，就一定能瘦下去。不仅是新妈妈，所有想瘦身的人都该如此。我等着见证你们创造的励志奇迹哦！

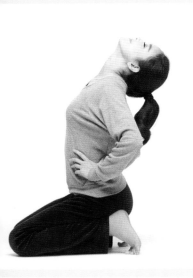

小P老师有话说：

THE BEAUTY OF
PREGNANT
WOMEN

喂母乳能减肥吗？

从理论上来讲，喂母乳的确是个消耗脂肪的过程，应该有减肥的功效。更准确点来说，喂养母乳的妈妈比用奶粉喂养孩子的妈妈更容易瘦下去。但如果你打算单靠母乳喂养来减肥，那十有八九会失望了，因为你同时也要不停摄入热量。迄今为止，健康的瘦身依旧离不开运动。所以，不要找什么捷径了，合理饮食加运动是最健康有效的方法。

3 *up, up, 胸部操*

　　怀孕期间，在激素的影响下，胸部会激增至少一个罩杯。这对于小胸妈妈来说是值得高兴的事。可等到生产之后，胸部又会随着涨奶和退奶而变得忽大忽小，涨奶的时候可能有 D 杯，退奶的时候可能是 B 杯。从理论上来讲，当体重恢复到孕前水平的时候，胸部也会回到从前，不会变大或变小。但事实上，当哺乳期结束后，很多妈妈会感觉胸部有了变化，最明显的就是下垂。

　　哺乳一旦结束，激素水平会迅速下降，导致乳腺泡管、脂肪组织和腺体萎缩，可是孕期皮肤和支撑组织已经撑开，根本适应不了萎缩的状态，结果皮肤变得松弛，纤维性结缔组织无法回缩，造成乳房下垂。

　　不过无须过度紧张，只要产后能坚持锻炼，让胸部变得坚挺也不是难事。现在我就来推荐两个丰胸的动作，每天坚持，一定会有让你满意的效果。

　　每次时间为 20~30 分钟，然后每周递增 5 分钟。

　　至于具有强度的器械训练，我仍不建议急于投入，可等哺乳期结束后再进行。倘若你一直有这方面的运动习惯，可以从低强度器械训练开始，逐渐恢复强度。

　　好啦，就从今天起，出门走走吧。

动作一

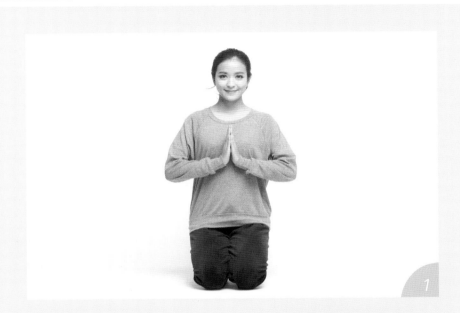

1

Part I: 双腿并拢跪在垫子上，背部挺直。双手在胸前合十。先长长吸一口气，然后在吐气的同时双手用力对压，感到胸部肌肉变得紧张。就这样，吸气时放松，吐气时用力，重复5~15次。

Part 2: 采用跟动作一同样的跪姿，双手自然下垂，双肩往后，胸部自然挺出。屏住呼吸，仰头，然后自然呼吸 3~5 次，最后屏住呼吸，头回到正中。如此反复5~10 次。

不要期待做几次就有效果，任何运动都是"厚积薄发型"，你积累的能量会慢慢改变你的外在。所以"坚持"，不是嘴上说说，必须做到才行。

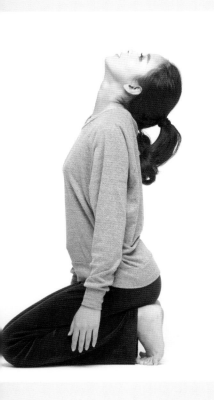

不良习惯也会造成乳房下垂

1. 过度节食造成蛋白质摄入不足，导致胸部脂肪减少、腺体组织萎缩、皮肤松弛，从而下垂。

2. 喜欢用热水洗澡。热水对乳房的伤害主要是角质层的损毁，让乳房皮肤变得干燥，使乳房软组织松弛，造成下垂。

3. 喜欢趴着睡觉。乳房组织在长期挤压下会提前衰老，主要表现为皮肤松弛、乳房变形下垂。

4. 运动不穿运动型内衣。没有运动型内衣的托撑，乳房会在跑步、弹跳时的大幅度摆动会导致弹性纤维组织受伤。长此以往，胸部会失去弹性，越来越下垂。

4 带孩子、做家务，自然瘦下去

也许孕前你因为工作繁忙而很少做家务，怀孕之后备受呵护，做家务的机会就更少了。现在宝宝也诞生了，你暂时有一个难得又宝贵的假期，休息固然重要，但适度的活动也十分必要，没什么比做家务、带孩子更自然的活动了。

侍弄花草 20 分钟，可以消耗 100 卡的热量。

做三餐，不知不觉可以消耗 100 卡。

拖地 20 分钟，轻松消耗 100 卡。
扫地 20 分钟，可以消耗 100 卡。

上楼 7 分钟可以消耗 100 卡，下楼 7 分钟可以消耗 50 卡。

带宝宝出去散步半小时左右，可以消耗 100 卡。

不要小看做家务、带孩子这些小事，它们可都是有热量消耗的！

这样简单又方便的瘦身方式，一定要好好利用才行。而且，如果照顾你的是婆婆，那么你对家务表现出的积极与热情，一定会让她对你刮目相看，好儿媳的形象就这样树立了。

不过，做家务也要做一些力所能及的事情，那些需要搬搬抬抬的体力活还是交给老公为好。当然，这些建议都是提供给健康的新妈妈的。如果新妈妈身体不适，则需要静养。

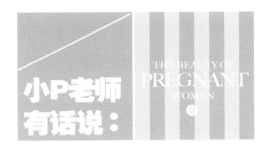

不能单靠做家务来减重

通过做家务来消耗热量，只是对于那些不能做剧烈运动的新妈妈而言。如果是健康的正常人，想靠做家务来减肥不太现实。节食和运动依旧是不可撼动的减肥之道。但也不能因此而抛弃做家务的机会。美国哈佛大学的专家曾就做家务和健康之间的关系做过研究。研究表明，做一周琐碎的家务事，能消耗 2000 卡路里的热量，可以有效减少因患心血管疾病而死亡的概率，这个概率要比不做家务的人低 75%，可以延长 5~10 年的寿命。

扔掉你的减肥药

很多新妈妈想追求快速瘦身，特地买来一些所谓纯天然的健康减肥药吃，想将对身体的危害降到最低。我如果在你们身边，一定会拉住你们，阻止你们陷入那些无良商人制造的减肥神话中。

减肥药本身是一种处方药，应该出现在医生的处方上。可如今，减肥药混入了保健品的行列，走出医院和医生的严格控制，以各种形式、包装走进了千万家药店和保健品店中。更令人发指的是，一些生产商会添加大量的违禁成分在减肥药中，而且不会写在成分表里。

现在来看看你都吃了些什么。减肥药中最经常出现的三类药物，一类是食欲抑制剂，比如西布曲明、安非他命（学名苯丙胺）等；一类是加速新陈代谢、减少吸收类制剂，比如甲壳素、奥利司他、罗氏鲜等；另一类是帮助脂肪和热量消耗的制剂，比如常见的左旋肉碱和番泻叶等。

抑制食欲的药物是通过控制中枢神经来达到目的，的确经常出现在治疗肥胖症的药物中，但必须在医生指导下服用。比如著名的西布曲明，长期服用会损害心脏瓣膜、增高血压，患上心脑血管疾病的概率会比普通人高出许多倍。又比如麻黄素和安非他命，盲目服用会出现失眠、幻觉、幻听、心悸、妄想等症状，而且久服会上瘾，就像毒品一样。

加速新陈代谢、减少吸收的制剂是让你吃下去的东西不被吸收，然后在最短的时间内排出体外。在脂肪不被吸收的同时，营养元素也被拒之门外，进食成了一件毫无意义的事情。长此以往，你身体所需要的基本营养都流失了，健康也随之告别，还谈什么减肥。但罗氏鲜这样的制剂，能降低小肠对脂肪的吸收，的确有效。但服用时间不能超过两年。而且孕妇、哺乳期妇女以及18岁以下的人群不建议服用。

最后一类药物制剂恐怕是三类里相对安全的一种，但并不意味着绝对的安全，依然需要咨询医生。特别是番泻叶这样的泻剂，它帮助减轻的是体内的水分而不是脂肪，并没有实际的效果。

为了安全起见，还是以运动为主吧。只有健健康康的，才能陪伴宝宝走未来的漫漫长路。

小贴士

Q 是不是所有减肥药都不能吃？

A 就目前而言，全球得到正式批准的化学减肥药有两个，赛尼可（非处方药）和西布曲明（处方药）。但如果想服用，必须经过医生的指导。市面上还有许多中成药的减肥药，里面其实添加了一些西药成分，并不完全安全。总之，想通过药物减肥，还是咨询一下医生为好。

6 穿对衣，瘦一圈

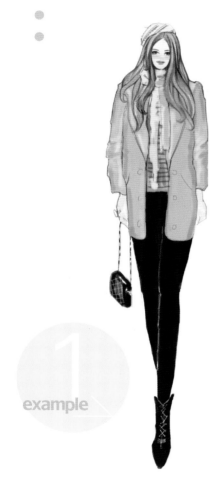

example 1

眼看就要回到工作岗位了，肥肥大大的衣服成了还没恢复曼妙身材的新妈妈们的首选。可我不得不说一个残忍的事实，穿上这些衣服只会显得更臃肿、笨拙。为什么不大胆尝试一些剪裁紧致的修身衣裤呢？拥有可爱宝宝的你已经是全世界最幸福且有魅力的女人了，难道要因为赖在身上不走的肥肉而放弃追求美的信心吗？

让我教你穿衣搭配，尽量帮助你在视觉上变瘦、变美吧！

Part I: 上衣颜色清亮，裤子颜色较深。

毫无疑问，黑色是收缩色，可以骗过眼睛。但如果你穿一整套黑，那给人的感官不是瘦，而是沉重。黑色可以用，但要学会区分层次。比如上衣可以选择清亮的颜色，裤子可以选择深色。腿部看上去苗条，会让整体看起来轻盈一些。

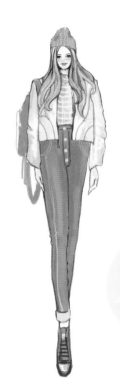

Part 2: 选择中高腰裤，拉长腿的视觉长度。

同样，上衣也可以选择腰线较高的衣物，用来拉长下半身的比例。腿部修长，在视觉上会形成又高又瘦的感觉。试着卷起裤脚，配以露脚踝的短靴，最好配上小高跟，会使腿型更加漂亮。

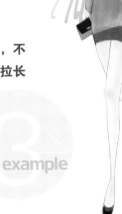

Part 3: 如果腰比较细，可以扎一条腰带，不仅可以在视觉上收缩腰围，还可以起到拉长下半身比例的作用。

143

穿对衣，瘦一圈

Part 4: 一些有垂坠感和下摆设计的裙子很适合胖胖的身材。

如果大腿粗，小腿较细的话，A 字裙也是不错的选择，可以遮住大腿的赘肉。但不能选择类似蛋糕裙那样在腰臀部位层次比较丰富的裙子，那样只会在视觉上放大臀部，让你的身材缺点一览无余。

Part 5: 长裙也是辣妈们的首选哦！

在美国的比弗利山庄、法国巴黎的香榭丽舍大街逛一逛，会看到很多明星辣妈们也加入了长裙飘飘的行列。不管是修身棉麻还是宽松纱纱，都能很好地遮住下身的肥肉，而且趁着现在拥有了比以往更丰盈的美胸，就更可以大胆地搭配一件羡煞旁人的紧身大 V 领啦！

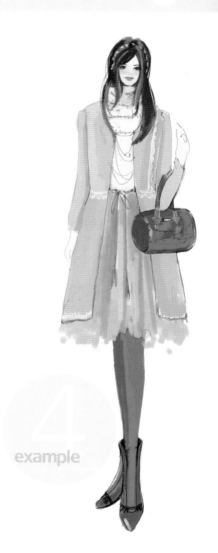

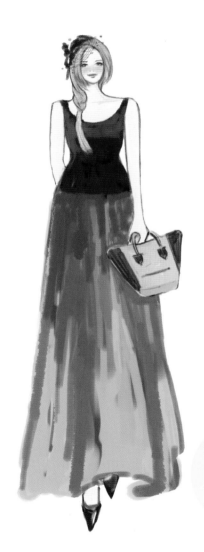

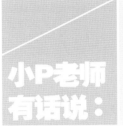
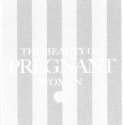

小P老师有话说：

THE BEAUTY OF
PREGNANT
WOMEN

告别地摊货

一个瘦瘦的女生，如果气质很好，即便是地摊货也能穿出时尚的感觉。但是对于变胖的新妈妈来说，地摊货粗制滥造的剪裁会让人显得更加邋遢。有设计感的衣服是可以为身材加分的，所以选择一些有质感的衣服很重要。

example 5

4

chapter

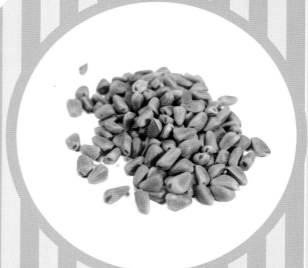

美食篇

　　宝宝出生后，看着他惹人疼爱的模样，妈妈会感到欣慰不已，甚至忘记了生产过程的疼痛。天底下每个妈妈都希望自己的孩子能活泼健康地长大，宝宝又何尝不需要健康快乐的妈妈呢？只有你健康了，才能将宝宝照顾好。

　　怀孕、生产是对身心的严格考验。怀孕时期体内各器官被压迫、内分泌的变化，以及生产过后一些看得见和看不见的伤口，都会造成新陈代谢的改变。因此，月子期的饮食调理就成了最为关键的问题。为了得到足够的营养，又不加重身体的负担，快速恢复曼妙的身材、细嫩的肌肤，选对产后饮食调理方案就显得尤为重要。

　　与此同时，选择母乳喂养的妈妈都希望能直接传递给孩子最佳营养，为了提升奶水的质量，荤素兼备、合理搭配才是产后恢复时期的饮食之道。

产后饮食调理的
七个关键点

月子期间饮食调理方法是什么？怎么能在产后拥有充足的奶水，迅速恢复身体健康，重现迷人身姿呢？

产后的饮食调理需要注意以下几点：

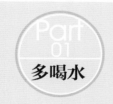

多喝水

在分娩过程中，产妇体内的水分和血液大量流失，因此水分的补充十分重要。喝水也是让身体"排毒"的必修课，水是人体所有生化反应顺利进行的必要元素，体内的废物也必须通过水才能有效排出，因此饮水不足意味着体内代谢产生的废物无法完全清除。

小贴士：

清淡的粥品、鲜美的汤汁可以提供充足的营养与水分，不仅可以促进产妇身体的康复，还能增加乳汁的分泌。

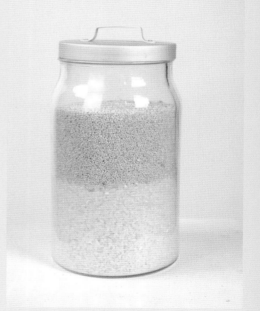

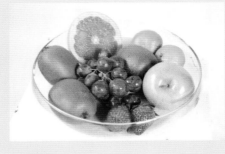

增加蔬菜、水果的摄入

　　蔬菜、水果是许多抗氧化营养素，例如维生素C、维生素P等的主要来源。抗氧化营养素能帮助清除体内自由基，减少细胞受到的伤害。当抗氧化营养素补给不足时，身体代谢时产生的自由基会对细胞造成伤害，加速身体的老化，让身体变得臃肿。蔬果中的丰富矿物质和维生素是肉类所不及的，而其所富含的纤维素亦可帮助胃肠蠕动，使排便顺畅。但多数抗氧化营养素容易在烹调或加热过程中被破坏，所以必须多摄入新鲜的生的蔬菜、水果，才能获得足够的抗氧化营养素。

小贴士：

　　红萝卜、苋菜和山楂等红色蔬果都是不错的选择，可以增进食欲，帮助消化，促使子宫收缩，加快恶露的排出。榴梿、苹果、木瓜、葡萄等则能有效预防产后便秘。

增加蛋白质的摄入

　　蛋白质主要来源于鱼、肉、豆、蛋、奶，这类食物在人体内被消化后，会变成小分子氨基酸。氨基酸是修复身体组织的关键，它还能刺激大脑分泌让人心情愉悦的物质，所以产后多摄入蛋白质可以有效减少忧郁症的发生。

小贴士：

　　（1）鱼、肉、豆、蛋、奶也富含维生素B群，可以促进身体的能量代谢，加强体内血液循环。妈妈们一定要多补充这些食物，才能尽快恢复体力，同时让生产时所造成的伤口尽快愈合。

　　（2）不少人实行"不吃碳水化合物，只摄入蛋白质"的减肥法，但长期不吃碳水化合物，可能导致酮中毒，危害身体健康。

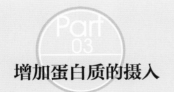

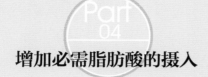

增加必需脂肪酸的摄入

必需脂肪酸是能调整荷尔蒙、减少炎性反应的营养素。在生产后，身体需要必需脂肪酸帮助子宫收缩恢复到原来的大小。一般产妇会食用麻油来摄取必需脂肪酸，芝麻还具有润肠通便的效果，所以特别适合产后食用。

小贴士：

鱼油所提供的脂肪酸会影响凝血作用，所以不建议伤口尚未愈合的妈妈摄入高剂量鱼油，食用新鲜深海鱼就能摄入足量脂肪酸，每餐不超过 150g 即可。

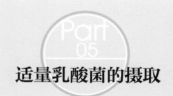

适量乳酸菌的摄取

乳酸菌的缺乏会导致肠道菌群失调，容易出现胀气、便秘及消化不良等问题。肠道中若是缺乏有益菌，一些集聚的坏菌便容易使食物在肠道中发酵，引起胀气等令人不适的问题，有些坏菌还会让食物发酵产生有毒物质，造成腹泻。

小贴士：

北京和睦家医院临床营养师吴学良建议，妈妈们每天可以摄入30ml 常见的益生菌饮料，这对清洁肠道很有帮助。

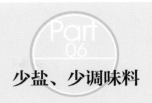

少盐、少调味料

生产时，子宫会急速收缩，这时产生的剧烈疼痛会影响体内肾上腺素的分泌。肾上腺素是人体代谢水分和盐分的重要荷尔蒙，所以为了减少肾脏的负担，产后应尽量少吃含盐量高的食物。

小贴士：

每天吃少盐的食物，在短期内并不会出现盐分缺失可能导致的健康问题，因为我们平常吃的食物已经含有钠盐。产后初期饮食宜清淡，特别是产后若有水肿现象，更应减少盐及调味酱油等的摄入。

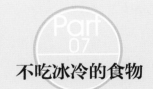

不吃冰冷的食物

食物的温度太低，会直接降低人体细胞的新陈代谢率，影响热量的正常消耗。吃冰冷的食物还会使血管收缩，影响体内循环，聚积在体内的代谢废物难以排出，从而造成肥胖体质。

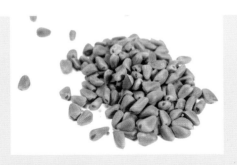

小贴士：

即便不是生产后，女性在平时也要少吃冰冷的食物。

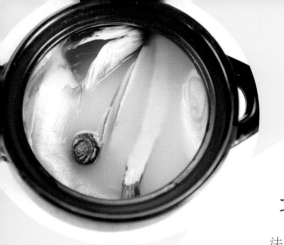

最有效的五款美颜汤

　　法国国王路易十四的御用厨师在《汤谱》里写过一句传世名言："餐桌上离不开汤，菜肴再多，没有汤犹如餐桌上没有女主人。"食疗，对于刚生完宝宝的新妈妈们来说，值得花大把时间来研究研究。汤品是食疗中调理性最强的，可以将各种营养食材搭配，小火熬制将其作用发挥到最佳。

　　从怀孕开始，准妈妈们的身体不停地发生着变化，体内的大部分营养也会留给宝宝。等可爱的宝宝一落地，虽然新妈妈们欣喜若狂、激动不已，但虚弱的身体甚至不能支撑她们自主活动，逐渐和以往有所不同的体质也给她们带来不少烦恼。

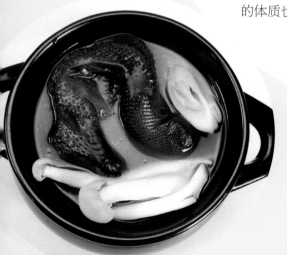

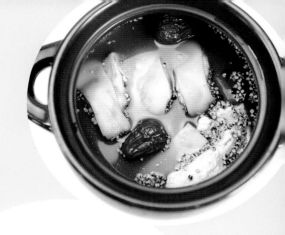

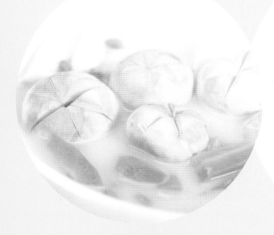

我想简单介绍几款汤品，它们的功效当然离不开滋补、养颜、调理，手巧的新妈妈快亲自动手给自己的身体添点福利吧，忙着照顾宝宝的同时，也不要忘记：有个好身体，才能陪着宝宝一起快乐成长。

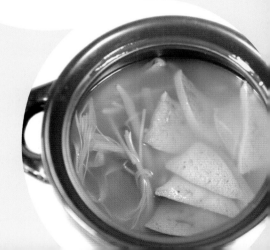

黑豆猪蹄汤

功效： 补气血、催乳、滋润肌肤。

材料： 猪蹄 1 只、黑豆 200 克、姜片适量、少许盐、王不留行 3 钱。

做法：

1　黑豆洗净，泡 2~3 小时待用。

2　将猪蹄洗净，剁成块，连同姜片一起放入冷水中煮。水沸后，捞去浮沫，将猪蹄捞出。

3　将猪蹄和黑豆放入清水中，加王不留行，中火煮开后，转小火煲 2 个小时。关火前放盐。

　　猪蹄有通乳的效果，是民间久用不衰的经验良方；黑豆有补脾、利水、解毒的功效，和猪蹄一起能补精血、祛风湿、催乳、润肤；王不留行是一味中药，在药房可以买到，具有活血通经、催乳消肿的功效，是自古以来的通乳之方。

　　这道汤宜饮宜食肉，味道浓郁，每天吃都不会腻。每天不需喝太多，一碗汤、一块肉即可。需要注意，如果是为孕妇准备的，汤里就不能加王不留行这样的活血药材。

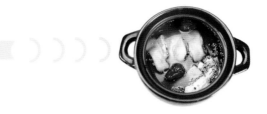

猪蹄可搭配很多食材

很多食材都可以跟猪蹄搭配，比如海带、花生。海带不仅有祛湿降脂的功效，而且还能瘦身哦。中医说它"久服瘦人"。不过对于脾胃虚寒的人来说，海带不能长期食用。花生有滋血通乳、降低胆固醇、延缓衰老的功效，跟猪蹄搭配在一起，可以让脸色红润，看起来精神奕奕。

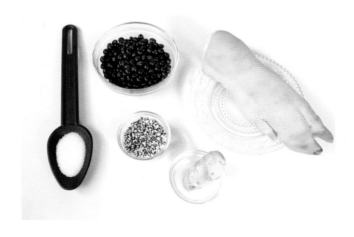

金针猪肝汤

功效： 护肝明目、去水肿、通乳。

材料： 猪肝 100 克、金针菜 50 克、姜丝少许、鸡汤 3 碗、马铃薯淀粉 2 勺、盐少许、麻油少许、料酒 1 勺。

做法：

1　将干金针菜洗净，在清水中泡发 15 分钟，然后取出再洗一遍。如果是新鲜金针菜，直接洗净备用即可。

2　将猪肝洗净切片，在沸水中汆熟捞出，过冷水备用。

3　将马铃薯淀粉勾芡，放入姜丝备用。

4　在锅内倒入高汤、金针菜，大火煮开，加入少许盐，然后放入猪肝，勾芡，熄火后放入几滴麻油调味即可。

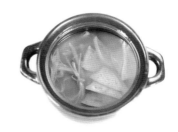

金针菜除了黄花菜这个名字外，还有一个非常诗意的名字——忘忧草。这种植物具有安神镇定的作用，对失眠心烦有很好的疗效，所以人们为其取名"忘忧草"。除此之外，金针菜还具有利尿通乳、凉血清肝、祛湿消肿的功效。

猪肝有养血明目的功效，对面目萎黄、赤目浮肿、夜盲等问题有很好的食疗效果。

这两样食材配搭在一起，不仅可以护肝通乳，还能解决新妈妈神经衰弱的问题。新妈妈有个好睡眠，才能更健康。

金针菜不是谁都能吃

对于心烦气躁、咽喉肿痛、上火、流鼻血的新妈妈，这道汤真的非常适合。对于胃寒、有肠炎的产妇来说要少食。另外，新鲜的金针菜不能多吃，它含有一种叫秋水仙碱的物质，进入体内经过消化会变成氧化二秋水仙碱，这种物质有微毒，对人体有害。最好的食用方法是晒干后食用。如果很想吃新鲜的，那一定要开水煮过后食用。

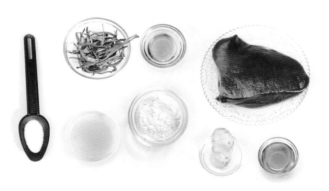

3 当归黄芪鲈鱼汤

功效：活血、补血、利尿、补肝益肾、益脾胃。

材料：黄芪3钱、当归3钱、鲈鱼1条、姜少许、盐少许。

做法：

1　将鲈鱼去腮、去内脏，清洗干净备用。

2　在清水中放入当归、黄芪、鲈鱼、姜片、盐，放在蒸笼上蒸熟即可。

这是一道非常适合剖腹产的妈妈食用的汤品，黄芪和当归出色的活血、补血功效可以帮助新妈妈从手术中恢复。而鲈鱼中丰富的维生素群、蛋白质、脂肪、钙、铁、磷等多种物质，可以改变虚弱多汗的体质、增加免疫力，让新妈妈尽快变得生龙活虎。

不仅新妈妈可以食用，就连有流产迹象的孕妇以及体弱多病者也可以食用。口感鲜甜，味道浓郁，可以经常食用。

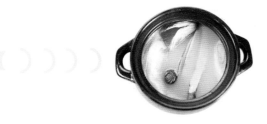

单吃鲈鱼也很好

当归和黄芪不适用于火气旺、感冒体热的新妈妈，而鲈鱼则没有如此挑剔，它可以单独成汤，来帮助新妈妈消化、滋补、促进伤口愈合。如果想通乳，则可以在汤中加少许黑豆。

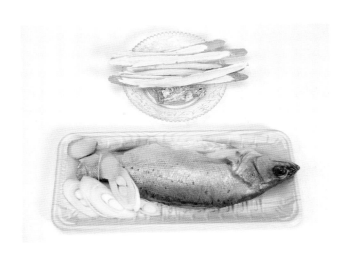

4 乌鸡白凤汤

功效： 滋补精血、补肝益肾。

材料： 乌骨鸡 1 只、白凤尾菇 50 克、黄酒 10 克、葱和姜少许、盐适量。

做法：

1　乌骨鸡剁成块，在沸水中汆一下，去掉浮沫，备用。

2　在清水中加入姜片，大火煮沸后放入鸡块，并依次放入黄酒、葱，转为小火焖煮。

3　骨鸡酥软后，放入白凤尾菇，继续煮 3 分钟后加入盐，熄火即可。

　　乌骨鸡中含有大量的蛋白质、脂肪、碳水化合物，这些是恢复体力的重要元素。除此之外，它还有维生素 A、维生素 B1、维生素 B2、维生素 C，以及人体所需的钙、铁、磷等微量元素。从中医的角度来讲，它有补肝益肾、滋养精髓的功效。白凤尾菇则能提高人的免疫力。这两种食物在一起，最大的功效就是增益精神、恢复元气，当然，还有催乳的功效。

　　这道汤可以只喝汤，不吃肉，每天分两次饮，每次佐餐用，一小碗即可。

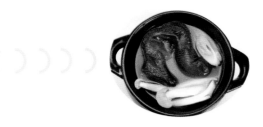

没有白凤尾菇怎么办?

白凤尾菇是平菇中高温型的一种，如果一时难以找到，那用普通的平菇也可以。平菇具有祛风散寒、舒筋活络、滋补强壮的功效，非常适合产妇食用。从西医的角度来看，平菇有种类繁多的氨基酸，比牛肉、牛奶含有的还要丰富，而且它可以降低胆固醇，很适合肥胖和年长的人食用。如果新妈妈想瘦身，选择平菇是不会错的。

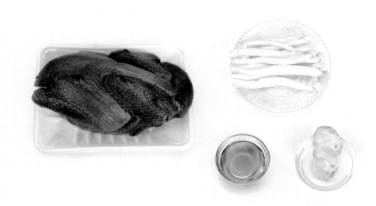

5 山药蘑菇汤

功效：益脾健胃、降血糖。

材料：山药 150 克、口蘑 3 个、胡萝卜丁适量、青豆一小勺、鲜奶 300 毫升、面粉 20 克、黄油 20 克、盐和黑胡椒粉少许。

做法：

1 将山药去皮，切成小块备用。将蘑菇切片备用。

2 将黄油放在热锅内，彻底熔化后倒入面粉，边加热边搅拌均匀。

3 慢慢倒入牛奶，不要让黄油、面粉结成块。

4 放入切好的口蘑、胡萝卜丁、青豆，转为小火烹煮。几分钟后加入山药，一边熬煮，一边搅动。当山药熟透、汤汁变浓后，再放入盐、黑胡椒粉、熄火即可。

这是一道完完全全的素食汤品，适合不喜欢油腻的新妈妈食用。口蘑中的微量元素多到令人意想不到，不仅可以补充人体所需的热量，还有消脂降血压的功效。除此之外，口蘑还能润肠通便，解决新妈妈的便秘问题。而山药是经典的补脾食材，可以健脾开胃，同时治疗白带过多的症状。

这道汤虽是全素，但口感浓厚，不比肉汤差。对食欲不振的新妈妈有很好的开胃效果。

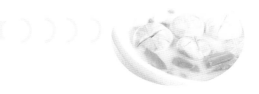

过胖者，浓汤要少喝

浓汤中有黄油和牛奶，甚至有人喜欢在浓汤中加奶油，这都不利于新妈妈减重。如果既想喝浓汤，又想减重，那么就要抛弃黄油、奶油了。不过，这时的浓汤口味比较寡淡，可能会让你失望。但用它来搭配燕麦面包，口感会丰富许多。试着在早餐或晚餐的时候这样食用，会让你解决了口腹之欲的同时还控制了体重。

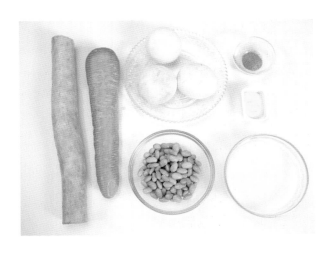

辣妈杜鹃

媲美网总编、时尚先生网总编。
儿子小老虎于 2013 年 6 月顺产，健康可爱。

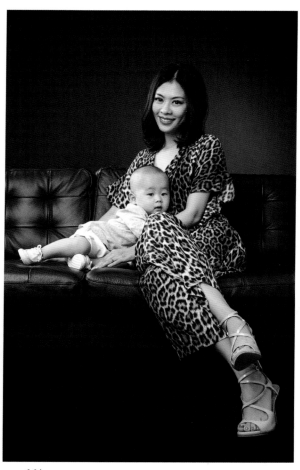

Q：从怀孕到生完宝宝，肌肤出现过哪些问题？如何解决？

A：我很幸运，孕期由于体内激素水平的变化，皮肤状态非常好。但生产之后，由于晚上要带宝宝，缺乏睡眠，导致内分泌紊乱，脸上出现很多闭合性粉刺。我给新妈妈的建议是：条件允许的情况下，尽量保证充足的睡眠，尤其是哺乳期的新妈妈。

Q：产后胖了多少斤？多久恢复产前体重的？有什么好方法分享？

A：我到生产时体重增长了 28 斤左右。母乳喂养对于身材的恢复帮助相当大，产后一周几乎每天都会轻两斤，出月子的时候，我已经完全恢复到了产前的体重。

很多新妈妈从怀孕后就开始大补特补，其实这是个误区，科学补充营养才是王道。产后初期饮食更要以清淡为主。另外，恢复身材绝不仅仅是减重。产后身体免不了会有变化，有些新妈妈在产后选择用绷带帮助腰腹塑形，这是个不错的方法。三个月后可以尝试适量的有氧运动，普拉提是不错的选择。器械类的力量型练习可以暂缓，哺乳的妈妈至少要断奶以后再开始强化训练。

Q：产后有脱发现象出现吗？采取了哪些补救措施？

A：产后半年是脱发的高峰期，没有办法阻止，我当时为了美观，全程靠接发，但慢慢头发就会长出来，千万别急。

Q：从怀孕到生完宝宝，心态上有什么变化吗？

A：这个阶段确实容易焦躁，身边的家人这时应该多包容新妈妈，尤其是丈夫们。妈妈们也可以阅读一些心理类的书籍，能有效缓解产后抑郁的状况。

辣妈吴遥

留学英国，回国后毅然放弃了自己的本修专业，全心投入时尚圈，一直走在时尚前沿。
儿子小柚子出生后坚持亲自带孩子，迅速瘦身成功，成为新晋辣妈。

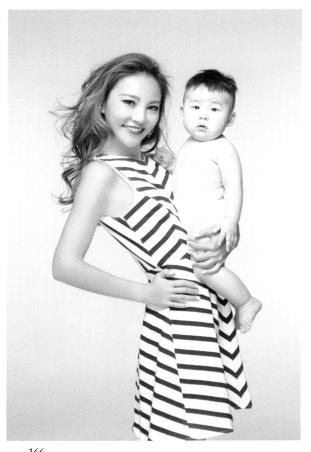

Q：从怀孕到生完宝宝，肌肤出现过哪些问题？如何解决？

A：最明显的问题就是胶原蛋白的流失，皮肤没有生孩子之前水润、有弹性的感觉了。其次就是因为喂奶带娃而导致睡不好觉，黑眼圈和眼袋出现了，而且越来越严重！这两个问题都不是一朝一夕能解决的，所以除了食补就是使用大量面膜，我原来一周 1~2 片，现在一周 4~5 片。而黑眼圈就只有通过充足睡眠才能淡化了。真丝眼罩是个好东西，它可以让你在全天任何时段都能拥有高质量睡眠。

Q：产后胖了多少斤？多久恢复产前体重的？有什么好方法分享？

A: 胖了 24 斤，惧怕了一瞬间之后坚定了减肥的信念！三个月哺乳期正常吃喝，保证不过量，就瘦了 20 斤，所以哺乳是最好的产后瘦身方法！前提是不能道听途说，为了有充足的奶水而胡吃海塞哦！断奶后每天运动加上过午不食，又过了三个月，体重不仅恢复到了产前的水平，比原来还瘦了 4 斤多，并且是健康的、有腹肌的瘦哦！

Q: 产后有脱发现象出现吗？采取了哪些补救措施？

A: 有脱发的现象，但产后第三个月开始就缓解了很多，所以就顺其自然了。经常梳梳头吧，用离子梳效果更好。

Q: 从怀孕到生完宝宝，心态上有什么变化吗？

A: 这个过程是女孩到女人的蜕变！虽然大部分心思都放在了家庭和孩子身上，但是我也很注重保持自己的美丽和修养，为己，也为悦己者。

曾经也一度认为自己有产后抑郁的问题，经常发火，想法也很负面。后来自己调整了心态，从另一面看待家人朋友，他们那么爱自己、关心自己、帮助自己，也就看到了自己被幸福包围的一面。

辣妈李金晶

《瑞丽服饰美容》杂志美容总监。
女儿夏乐怡于 2013 年 10 月 30 日出生。

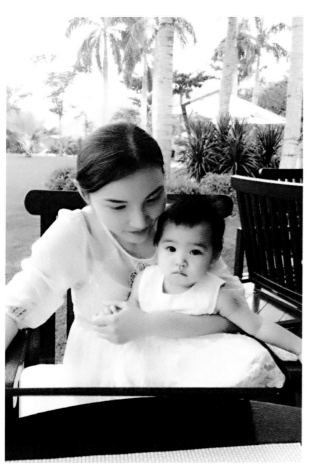

Q：从怀孕到生完宝宝，肌肤出现过哪些问题？如何解决？

A：我的皮肤状态并没有特别明显的变化，所以护肤品用的是不含 A 酸成分的产品，除此之外并无其他的禁忌。至于化妆，我更是持续到了产前的最后一天，期间没有使用过发胶类产品。

Q：产后胖了多少斤？多久恢复产前体重的？有什么好方法分享？

A：生产后，我比孕前重了 7 公斤，剖腹产后一段时间内没法运动，于是产后第二天就开始缠腹带。用了 21 天弹力腹带后，发现虽然可以帮助恢复伤口，但是缠得并不紧，便换成纱布，每天在腹部和胃部各缠一卷，坚持 8 小时左右。尽管过程不是很舒服，但我在饮食上并无任何节制，单单只靠腹带和纱布，就在产后 2 个半月内恢复到了产前的体重。

Q：产后有脱发出现吗？采取了哪些补救措施？

A：我的头发本就细软稀少，所以哺乳期之后出现的掉发问题真的让我很崩溃。为了补救，我用了有头皮护理功效的洗发水，搭配头发再生精华，虽然价格上有些贵，但使用之后掉发情况真的有所缓解。

Q：从怀孕到生完宝宝，心态上有什么变化吗？

A：我很享受整个怀孕到生产的过程。宝宝出生后，爆发的母爱让我变得更成熟、柔软，更爱有了孩子之后的自己。不过我非常理解那些产后抑郁的妈妈们，希望她们能凡事放轻松，千万不要所有事都自己扛着。

特别感謝

文字统筹：宗柳伽

摄　　影：马　诺

化　　妆：石海瑶

模　　特：康　乐

公　　关：孙　鹏

整体设计：门乃婷工作室

插　　画：尤艺潼

医　　院：和睦家医疗 United Family Healthcare

品牌支持：i-baby　Bioil 百洛护肤油　PRETTY CASE 美蒂凯丝　JMIXP 即魅